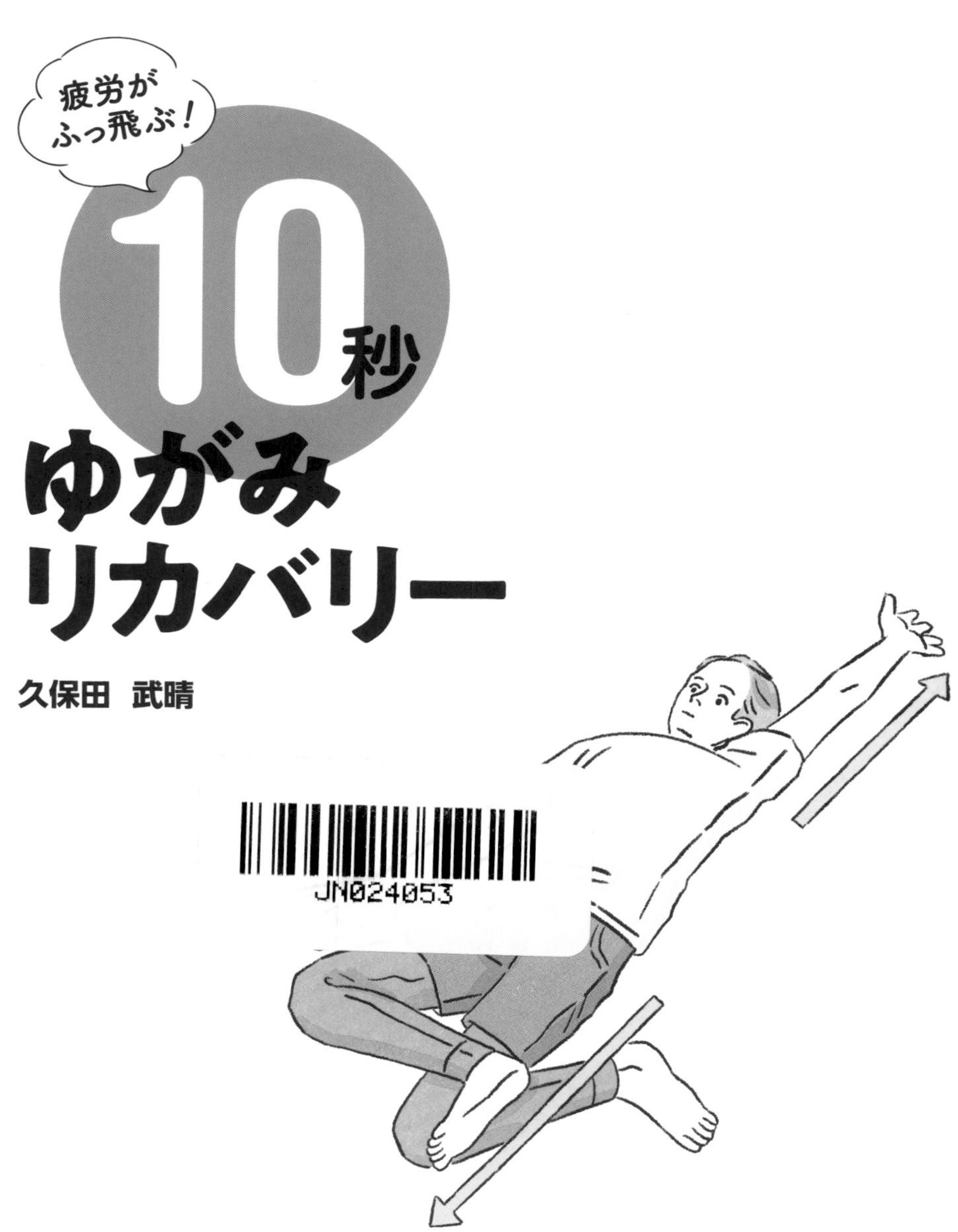

疲労がふっ飛ぶ!

# 10秒ゆがみリカバリー

久保田 武晴



自由国民社

# はじめに

## 腰痛、肩こり、慢性疲労、不眠症――。すべて「体のゆがみ」が原因です

「若いころは、どんなに疲れていても一晩眠れば元気になったのに、最近は寝ても疲れが取れにくくなってきた」

「寝つきが悪く、ようやく入眠しても眠りが浅くてすぐ目覚めてしまう」

30代に入ったあたりから、そんなふうに慢性的な疲労や睡眠の質の低下を感じる人が増えてきます。「年齢のせいだから仕方がない」とあきらめている人も多いようですが、実は年齢や体質は直接的な原因ではありません。

では何かの「病気」なのかというと、それも違います。毎年欠かさず人間ドッグを受診し、特に大きな問題がない人でも、疲れが取れなかったり、睡眠障害に悩んでいたりすることは珍しくありません。

実は、慢性的な疲労や不眠の多くは体の「ゆがみ」によって引き起こされているのです。

特にここ数年は、体のゆがみが原因で健康を損なう人が急増しています。スマホやパソコン、タブレットの長時間利用により、体が不自然にゆがんでしまう人が増えているからです。

ゆがみがさまざまな不調を引き起こすことは、スポーツ医学や整体などの世界では徐々に知られるようになってきましたが、一般の認知度はまだまだ低く、お医者さんでも内科系が専門だと「全然知らない」という方もいます。そういうお医者さんに疲労や不眠を訴えても、投薬などの対処はしてもらえるでしょうが、根本的な解決にはなりません。ゆがみが原因の不調は、ゆがみを直さないかぎり改善することはないのです。

## アスリートのケガも、突然のぎっくり腰も、偶然ではなく必然的に起きる

体のゆがみは、疲労や不眠だけではなく肩こりや腰痛も引き起こします。これらの症状はマッサージなどで体をほぐせばある程度は改善するものの、痛みの元であるゆがみを直さないかぎり、すぐに再発してしまいます。

肩こりや腰痛は「これくらい大したことないだろう」と軽くとらえられがちですが、治さず放置していると、より深刻な痛みやケガに発展する危険があります。

たとえば、重いものを持ち上げた拍子に腰に激痛が走り、動けなくなってしまう急性腰痛——通称「ぎっくり腰」。私の接骨院にも多くの患者さんが来院されますが、皆さん口をそろえて「いつもと変わらない動作をしただけなのに、何の前触れもなく、突然ぎっくり腰になってしまった」と訴えます。

でも実は、ぎっくり腰は突然なるわけではありません。コップに1滴ずつ水を落としていくと最後にはあふれ出してしまうように、体のゆがみが少しずつ蓄積され、最後の最後に「ものを持ち上げる」という動作が引き金となってぎっくり腰が起きるのです。体がゆがんでいなければ、同じ動作をしたとしても、ぎっくり腰になることはなかったでしょう。

私は現在、神奈川県の相模原市と大和市で「くぼたスポーツ接骨院」を運営し、毎年約1万人の患者さんの施術に携わっています。ぎっくり腰で来院される方の体をチェックしてみると、例外なく体のどこかがゆがんでいます。長年にわたって蓄積されたゆがみのダメージが、ちょっとしたきっかけで一気にあふれてしまう——。それが「魔女の一撃」ことぎっくり腰の正体なのです。

アスリートのケガも理屈は同じで、日々の練習によって少しずつ体がゆがんでいくのに、それを放置したままプレーをしているために予期せぬ肉離れなどが起きるのです。こまめにリカバリー（ゆがみのケア）を行っている選手と、そうではない選手とでは、ケガの発生率は天と地ほど違います。

なぜそんなことが言えるかというと、私は25年間にわたってJリーグやサッカー日本代表チームのトレーナーを務め、多くのアスリートのコンディショニングとケガの治療を担ってきたからです。

たとえば２０１８年のＦＩＦＡワールドカップ ロシア大会。このときは「おっさんＪＡＰＡＮ」といわれたサッカー日本代表チームが予想を裏切る快進撃を続け、あと一歩で悲願のベスト8というところまでたどり着きました。私もこのチームとともに戦い、ケガやコンディション不良で活躍は難しいと言われた選手たちの復帰に深くかかわらせていただきました。

そうしたアスリートをはじめ、接骨院に来る大勢の患者さんの悩みを聞き、その原因を追究してきた結果、体の痛みや疲労の原因は、ほとんどが体のゆがみであることがわかったのです。

## ゆがみが直ると痛みが消えて、パフォーマンスも劇的に上がる

詳しくは後ほど説明しますが、体のゆがみの大部分は日常生活の動作に起因します。たとえば座るときに足を組んだり、前かがみの姿勢でスマホを見たり、スポーツで特定の練習ばかり繰り返していると、徐々に体がゆがんで疲れや痛みが生じるのです。

この状態から抜け出すには、ゆがみを矯正して正常な状態に戻すとともに、ゆがみの元である生活習慣を改める必要があります。

ゆがみの矯正は接骨院でお手伝いすることもできますが、調子が悪くなるたびに通院できる人ばかりではないでしょう。まして生活習慣の改善となれば、患者さん本人が取り組むほかありません。

そこで私は、痛みや疲労で悩む患者さんが生活習慣を見直しつつ、自分自身でゆがみをリカバリーでき

るように独自の「体のゆがみ矯正メソッド」を開発しました。

この技法を実践してもらった結果、長い間ケガに苦しんでいたアスリートや、さまざまな症状に悩んでいた患者さんがみるみる回復するだけでなく、仕事やスポーツの成果も上がっていきました。ゆがみが取れたことで自律神経のバランスが整って体調がよくなり、集中して仕事や競技に取り組めるようになったからです。

## 本書を読めば、誰でも自分でゆがみを直せる！

「体のゆがみ矯正メソッド」は、もともとはJリーグやサッカー日本代表チームの選手たちをサポートするために考案したものでした。

中でもこのメソッドに信頼を置き、長年にわたって実践してくれたのが、元日本代表の中村俊輔選手です。私はアスリートの中でもとりわけ中村選手と縁が深く、17歳で神奈川県の国体選抜メンバーに選ばれたときに出会って以来、もう30年近い付き合いになります。

特に深くかかわったのは横浜F・マリノス時代で、中村選手と私が同時に在籍していた4年間は、ほぼずっと彼のケアを担当していました。私がマリノスを退団して独立してからも、引き続き「くぼたスポーツ接骨院」でケアを行い、中村選手がジュビロ磐田に移籍した後も、わざわざ静岡県から神奈川県まで通い続けてくれました。

とはいえ、専属トレーナーだったときとは違って毎日リカバリーのお手伝いをすることはできません。ハードな練習で日々体はゆがんでいくのに、1～2週間に1回しかケアできないとなると、恥骨結合炎や腰痛、関節痛などさまざまなケガを引き起こす危険があります。

そこで私は、来院できない期間に中村選手が自分で自分の状態をチェックし、ゆがみをリカバリーできる方法を考えて提案をしていました。それが「体のゆがみ矯正メソッド」のはじまりです。

その後、アスリート以外の人でも簡単にセルフケアができるように、患者さんにも協力してもらいながら、コツコツとメニューを改良していきました。こうして完成したメソッドを、本書で余すところなくお伝えしたいと思います。

日常生活やスポーツ活動の中で、体はどうしてもゆがんでいきます。けれども、ゆがんでしまった体を元に戻す正しい方法を知り、それを実践すれば、ゆがみは必ず直ります。

本書にしたがって体のゆがみを自分で確認し、自分で直すことができるようになれば、体が本来持っている機能が回復し、疲れにくい体を取り戻すことができるでしょう。

体のゆがみを自分で整える技術は、一生の財産となります。あなたもぜひ、本書を読んで一生使える技術をマスターしてください。

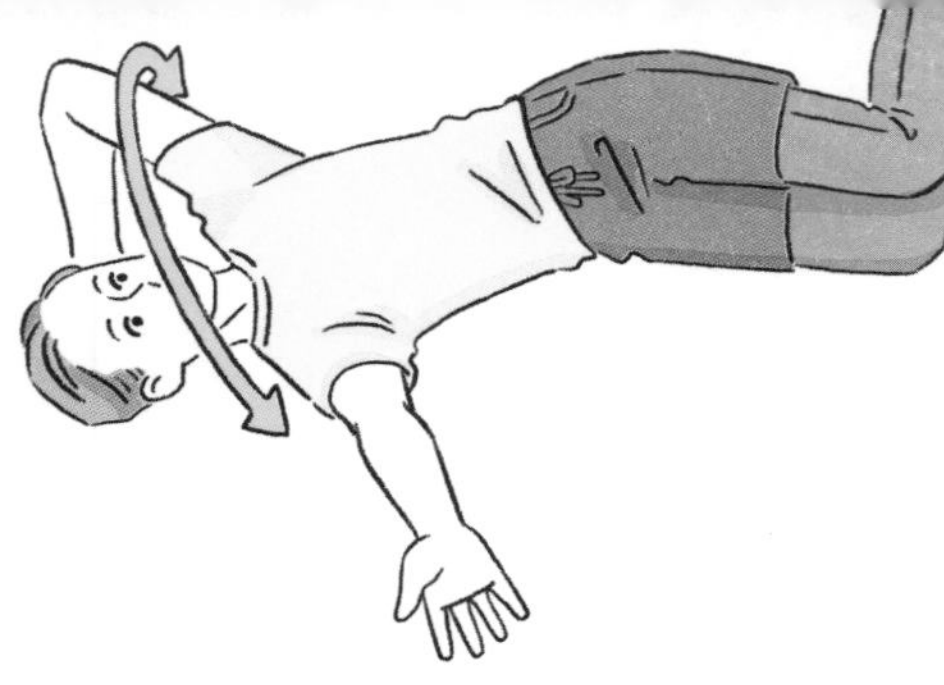

CONTENTS



# 第1章 心と体の疲れは「ゆがみリカバリー」でスッキリ整う……19

第2章

# だるさ・しんどさのもと！体のゆがみが起きるしくみ……39



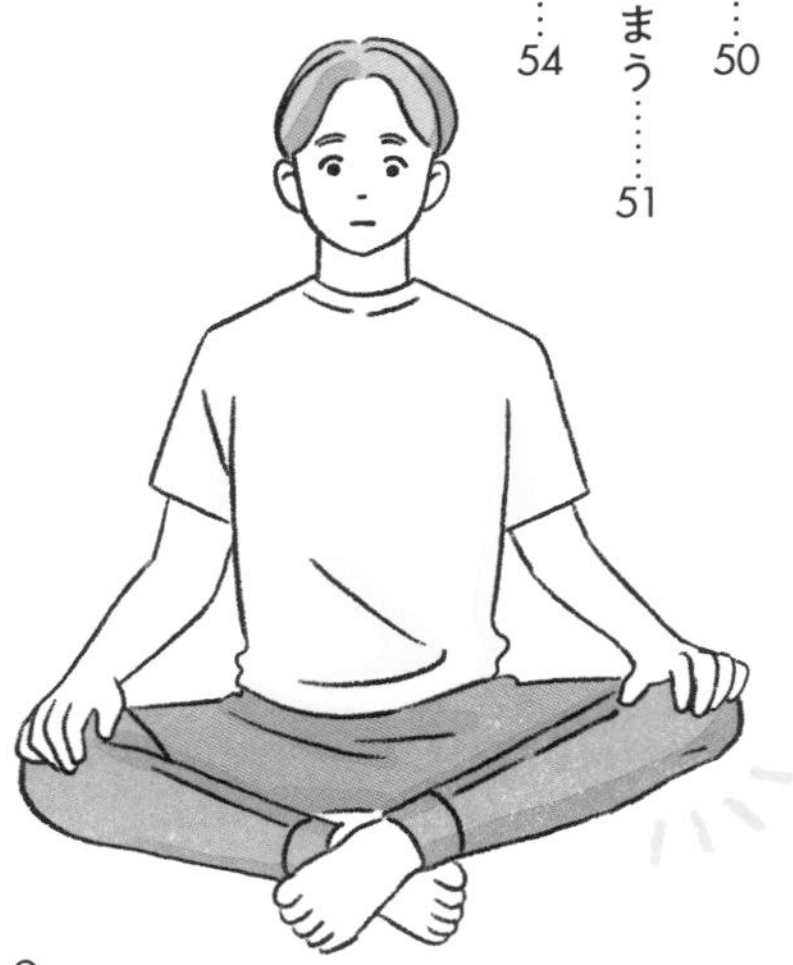

第3章

# あなたの体の「ゆがみ度」は？今すぐできる簡単チェック

# 第4章

# 1回10秒でリフレッシュ！ゆがみリカバリーエクササイズ20……71



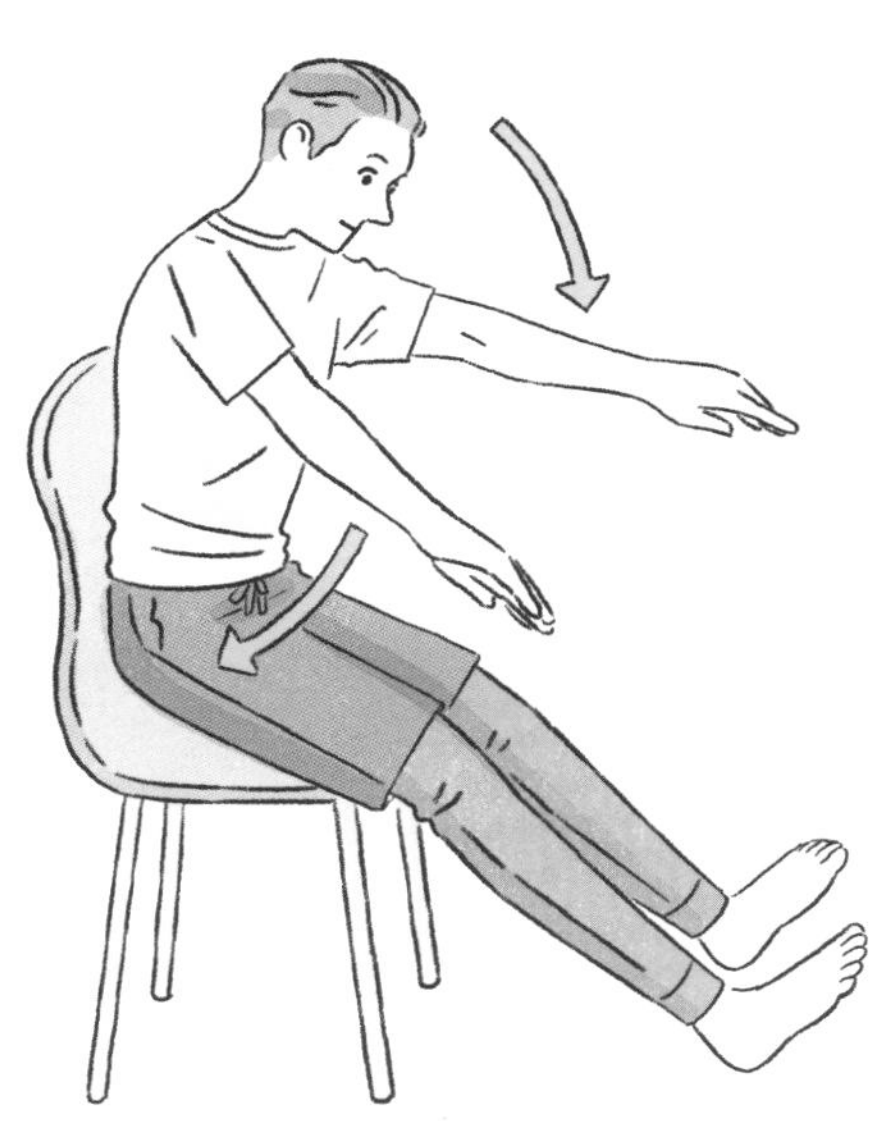

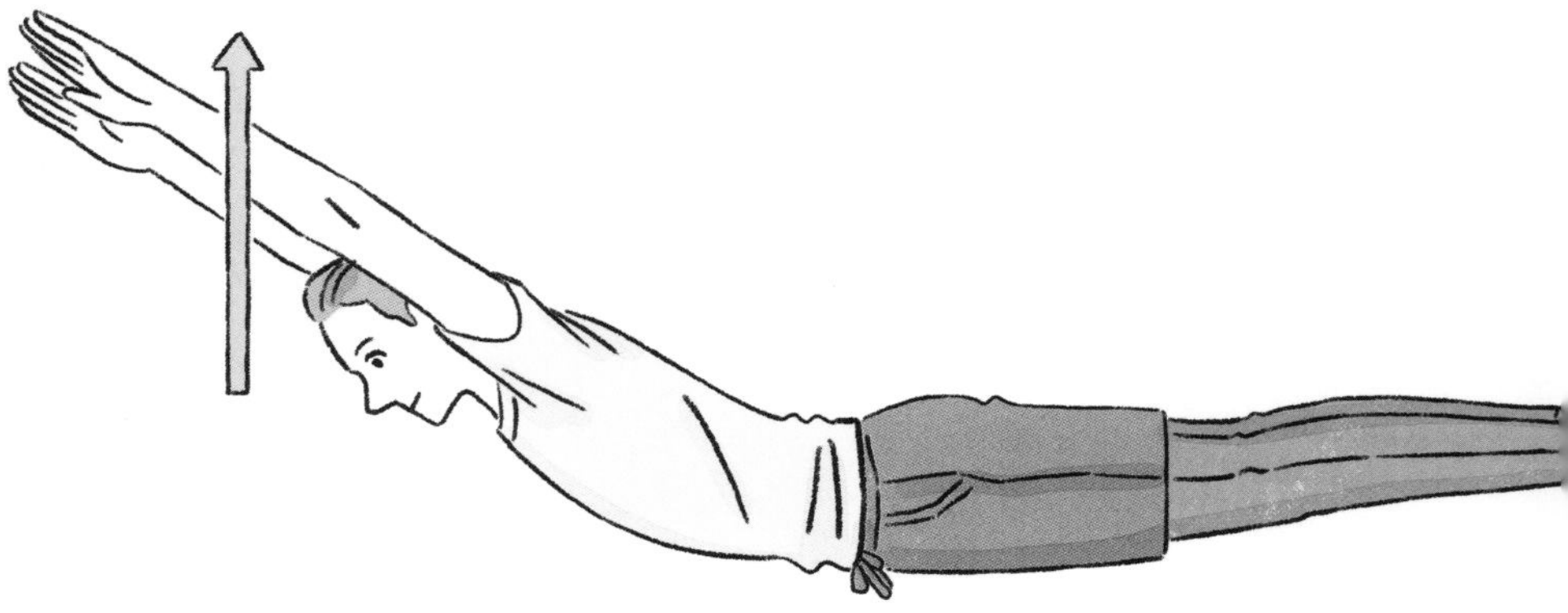

# ふだんの動きでラクになる！疲れない姿勢づくり……101

第6章

# 体のゆがみを解消すればパフォーマンスも確実に上がる……125



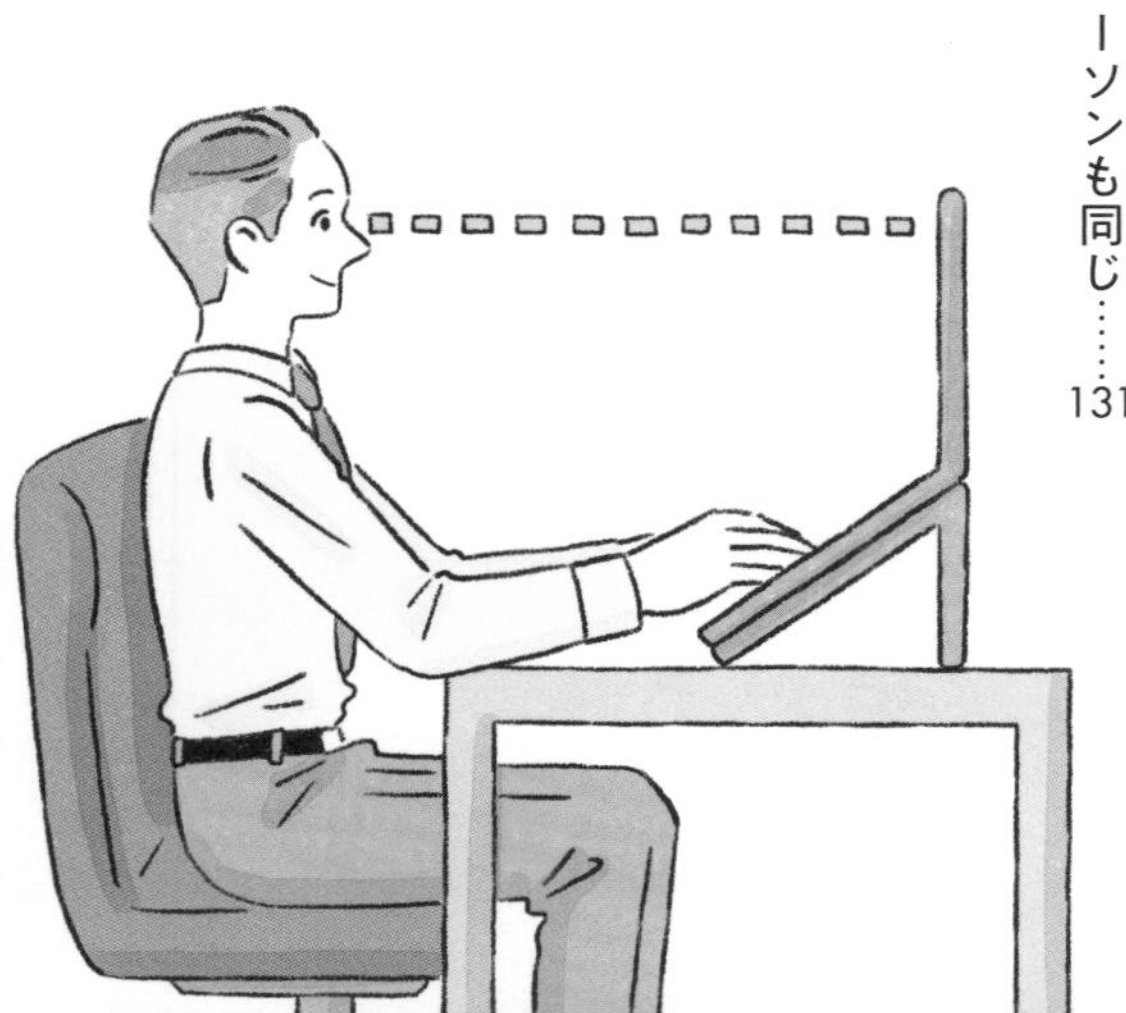

# 10秒ゆがみリカバリー体験談

## 01 ▶ 10代 バレーボール選手

学校の部活でバレーボールをしている中学3年生のＳさん、部活ではアタッカーのポジションで活躍していましたが、あるときから体を後ろに反らすと腰が痛くなり、思うようにプレーができなくなってしまいました。チェックしていただくと骨盤のねじれがしっかりとあり、その上の腰椎にもねじれがあると考えられました。腰椎がねじれると椎間関節という関節の隙間が狭くなり、アタックの動作などで体を反らした際に骨同士がぶつかって、腰椎分離症という腰の骨の疲労骨折を起こしてしまいます。肋骨のストレッチやフロントブリッジ、ヒップリフトで体のバランスが整うまでいったんバレーボールはお休みしていただきましたが、２週間ほどで痛みもおさまり、それからは練習前のチェックとエクササイズをしていただくことで痛みなく部活動を最後までやりきっていただきました。

## 02 ▶ 10代 水泳選手

小学6年生水泳選手のS君はジュニアオリンピックの標準記録を常にクリアするほど一所懸命に取り組んでいる方ですが、毎日7000メートル近く泳いでいるため、どうしても体のバランスが悪くなり、左右均等に水面をとらえることができなくなってしまい、記録が伸び悩んでいました。体のチェックを行うと、左右の肋骨、肩甲骨の動きに左右差があったため、肋骨矯正ストレッチ、足上げ抵抗、足クロス背伸び、片手シュラッグ、フロントブリッジ、ヒップリフトなど、さまざまなバランス改善のエクササイズを行うと、肩関節の可動域が戻り左右均等に遠くの水面をとらえられるようになりました。いくつかのエクササイズを水泳の前に行うことによって、現在は自己ベストを連続して更新しています。

## 03 ▶ 20代 サッカーが趣味

週末のサッカーが趣味の20代のNさんはボールを蹴ったり、走ったりするときの股関節の痛みに長年悩まされていました。

プレー中の話を聞くと、ほとんどのキックを右足で行っていたそうで、足の長さ、肋骨、股関節と膝関節にかなりはっきりとしたゆがみ、左右差があることがわかりました。ひとつひとつ改善していこうと日常生活の体の使い方からゆがみを取るエクササイズ、サッカーコートでは左足も使ってサッカーをしていただくことで、長年の悩みが解消され、どこも痛むことなくサッカーを楽しむことができるようになりました。

## 04 ▶ 30代 ランニング愛好家

大手商社にお勤めのKさん。ランニングが趣味でしたが、距離を伸ばしてゆくにつれて左の膝や右のアキレス腱に痛みを感じるようになってしまいました。

目標はフルマラソンを完走することでしたが、このままでは長い距離が走れないという悩みをお持ちでした。体の状態をご自身と一緒にチェックさせていただくと、ふだんの姿勢はやや前かがみ、重めのバッグはいつも左肩に背負っていました。足を上げて左右を比べていただくと差がはっきりと表れ、上体をひねっても肋骨のゆがみがかなりある状態でした。そこで日々のランニングの前と、途中の折り返し地点で足上げ抵抗と肋骨矯正ストレッチを行っていただいたところ、徐々に足の痛みは出ないようになっていき、とうとう念願のフルマラソンを完走できました！

## 05 ▶ 40代 在宅勤務

コロナの影響で在宅の仕事が多くなったSさん。

通勤がなくなって歩く時間が大幅に減ってしまい、1日に８時間から10時間、パソコンとにらめっこするように。だんだんと首と肩のこりを感じるようになっていましたが、休みの日に小学生のお子さんとボール遊びをしていた際、何気ない動作で左肩に激痛を感じ腕が上がらなくなってしまいました。姿勢をチェックすると明らかに左右の肩が前方に移動する巻き肩と、頭の位置も前方に移動してしまうストレートネックになっていました。まずは自宅でのコブラを徹底して行っていただいたところ、指導したその場で腕を上げた際の痛みは軽減し、少し落ち着いたところで立位マッケンジーと外転外旋ストレッチを行っていただきました。痛みがなくなったところで仕事の合間にはバッタやラクダ、オーバーヘッドデッドリフトなどを行っていただくことで巻き肩を予防し、現在は首や肩の痛みもなく快調に過ごされています。また歩くときは肘をしっかり後ろに引くなど、歩き方にも気をつけていただいています。

## 06 ▶ 50代 ハイキングが趣味

Hさんは趣味のハイキングで長時間歩くと、左の臀部から大腿部の後ろ側に強い痛みが出てしまい、長い間治らずに苦労していました。お話をよくお伺いすると、ご自宅でテレビを見るのが好きで、長時間いわゆる「横座り」をご自身が座りやすい方向でしていたそうです。

膝を立てて座っていただき左右に倒すチェックを行うと、いつも座っている側にはスムーズに倒せるのですが、反対側にはなかなかいかない状態で骨盤がかなりねじれてしまっているサインが出ていました。上体を左右にひねっていただいた際の左右差もはっきりとある状態でした。そこでご自宅で毎日足クロス背伸びと肋骨矯正ストレッチをしていただいたところ、徐々に日常生活での臀部の痛みが取れてゆき、１か月後には少し長い時間ウォーキングをしても大丈夫なまでになりました。３か月後には大好きなハイキングをしても大丈夫なまでに回復しました。現在はときどき私のところに来て体のねじれをチェックして、エクササイズの確認をしながら趣味のハイキングを続けています。

## 07 ▸ 60代 ダンスが趣味

スポーツクラブでダンスが趣味のYさん、週に４回ほどのダンスレッスンの後はいつも腰の右側と両膝が痛くなっていました。

私とご自身で体のゆがみをチェックさせていただいたところ、骨盤と大腿骨にねじれが見られました。腰丸めクロールや内ももストレッチなどを積極的に行っていただきながら、元気にダンスに通っていただいています。

## 08 ▸ 70代 ウォーキングが趣味

ウォーキングが趣味のKさん　毎日１時間ほどのウォーキングを行っていましたが、ある日を境に腰が痛くなり、１日５分と続けて歩けなくなってしまいました。チェックさせていただくと肋骨と骨盤にねじれがあり、歩くときもかかとから勢いよく地面につくという歩き方をされていました。まずは肋骨のゆがみを取るストレッチと、足上げ抵抗で体のバランスを整えていただき、ウォーキングの際には足全体で接地してしっかりと足の指を使って歩いていただくことを注意していただき、こまめに休憩を取りながらその際には腰痛改善のストレッチを行っていただきました。そうしているうちに徐々に歩ける距離が長くなっていき、その後は再び１時間のウォーキングも問題なく行えるようになりました。

# 第1章

# 心と体の疲れは「ゆがみリカバリー」でスッキリ整う

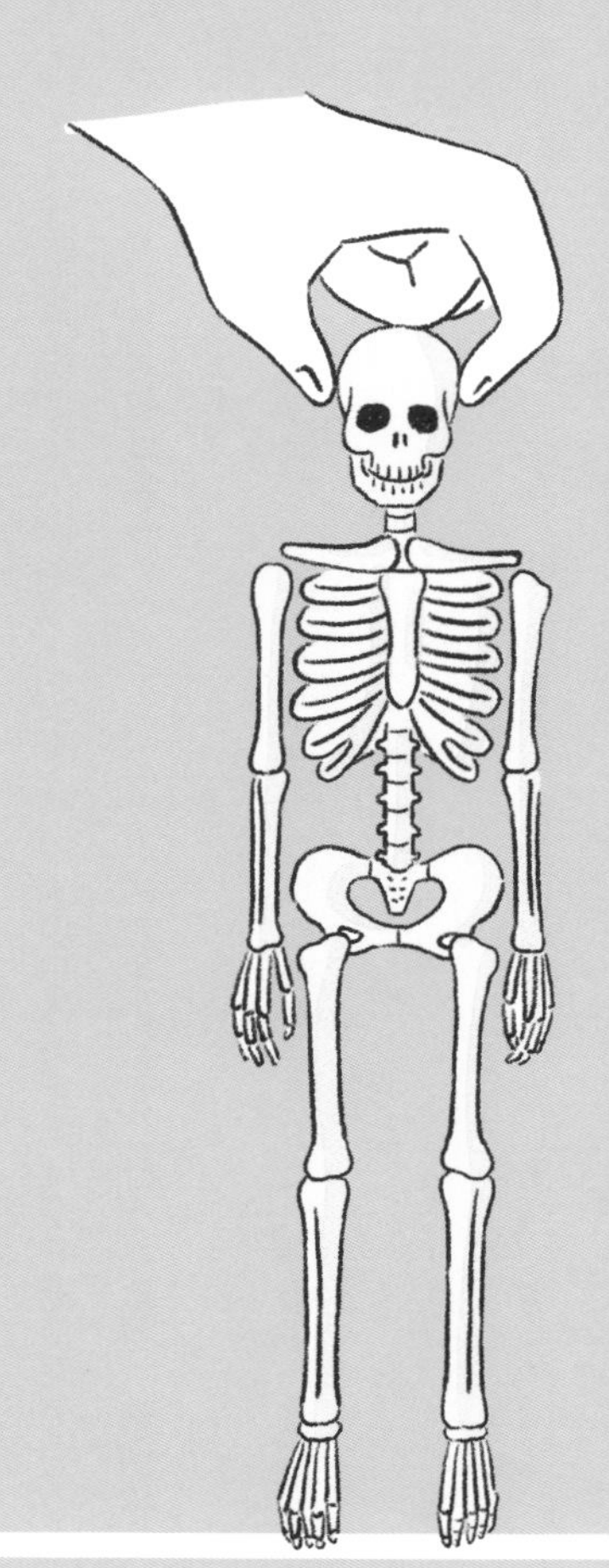

## 体のゆがみは、心と体を疲れさせ顔もゆがませる

体のゆがみが疲労や不眠、痛みなどさまざまな不調を引き起こすことは「はじめに」で述べたとおりです。

では、体がゆがむとは、具体的にどういう状態を指すのでしょうか。

巷ではよく「骨盤がゆがんでいる」とか「背骨がねじれている」といった言い方をするので、あたかも骨そのものが変形しているようなイメージがあるかもしれませんが、そうではありません。実は、ゆがんだり、ねじれを起こしたりしているのは骨ではなく筋肉なのです。

筋肉は、同じような動作を長時間あるいは繰り返し行うと、疲労によって緊張が高まり、硬くなります。反対に、あまり使われない筋肉は緊張が弱まり、緩んでいきます。ですから体の片側ばかり酷使していると、そちら側の筋肉だけが硬くなり、反対側は緩むというアンバランスが生じます。そうなると、筋肉は硬く縮こまった方へと引っ張られていきます。

一方骨は腱（けん）という組織で筋肉とつながっています。そのため筋肉が硬い方に引っ張られると骨もつられて引っ張られ、体が左右対称ではなくなってしまいます。それが「体がゆがむ」ということです。

恐ろしいことに、体がゆがむと体調が悪くなるだけではなく、見た目も変わってしまいます。

私たちの体を支え、運動性をつかさどる背骨は、頸椎（首）から尾てい骨（お尻）までつながっていま

す。その途中にある腰椎（腰）や胸椎（背中）がゆがむと、人は無意識のうちに頸椎の上にある「顔」でバランスを取ろうとします。そのため、ゆがみがひどくなると顔の筋肉が引っ張られて、顔が左右対称でなくなっていくのです。顔は左右対称であるほど美しいとされているので、審美的な観点からも、ゆがみはないに越したことはありません。

姿勢がいい人が魅力的に見えるのは、たたずまいが美しいだけではなく、顔がゆがんでいないことも大きな要因なのでしょう。

## 骨がゆがむと自立神経の働きが低下し、不眠や体調不良の原因に

あなたは「自律神経失調症」という病気をご存じでしょうか。

自律神経失調症は医学的に正式な病名ではなく、自律神経のバランスが崩れることで起こるさまざまな症状の総称です。症状は人によってさまざまで、体がだるい、疲れが取れない、眠れないといった全身的症状のほか、頭痛、動機、めまい、ほてり、下痢・便秘、冷え性などの内科的症状、さらにはイライラや不安感、記憶力の低下といった精神的な症状まで多岐にわたります。

自律神経失調症は、一般的には精神的なストレスや過労、寝不足、不規則な生活や更年期などで起きると言われていますが、実は、体のゆがみが発端であるケースも少なくありません。

なぜなら、背骨がゆがむと自律神経の働きが低下するからです。

背骨の正式名称は脊柱と言い、脊柱の中には脊柱管という自律神経の通り道があります。脊柱管にはところどころ椎間孔という隙間があり、自律神経はその隙間を抜けて全身にめぐっていきます。

ところが脊柱がゆがむと神経の出口が狭くなり、自律神経をうまく伝達できなくなってしまいます。

人や車だって、まっすぐな広い道なら難なく通れるけれど、道がくねくね曲がったり、トンネルの天井が急に低くなったりしていたら、スピードを落としてノロノロ進むほかなく、ときには立ち往生することもあるでしょう。それと同じことが自律神経にも起きてしまうのです。

自律神経失調症が疑われる場合、ストレスや生活の乱れに心当たりがある方は、生活環境を改善しつつ、心療内科などを受診すべきです。けれども、そこまで強いストレスがあるわけではない方や、心療内科にかかっても治療効果が感じられないという方は、一度、体のゆがみを疑ってみてください。

## 睡眠不足は疲労の根源。長引くと心にも影響が……

そもそも自律神経とは何かというと、内臓や代謝、体温などの機能をコントロールするために、本人の意思とは関係なく24時間働き続ける神経のことです。

自律神経には昼間に働いて心と体を活発にする「交感神経」と、夜間に優位になって心身を休ませる「副交感神経」の2種類があり、背骨がゆがむとこれらの神経の働きが正常に行われなくなる恐れがあります。

副交感神経には、血圧を下げたり心拍数を減らしたりして心と体を休ませる働きがありますが、背骨がゆがんだ状態だと副交感神経が優位になりにくいので、興奮状態が続いてなかなか眠れなくなります。寝不足は万病の元で、単なる眠気だけではなく、頭痛やイライラ、集中力の低下、血圧上昇など、さまざまな症状を引き起こします。ホルモンバランスも崩れてしまうので、疲労もなかなか取れません。

自律神経の乱れは背骨のゆがみだけではなく、首のゆがみやこりによっても引き起こされます。スマホやパソコンを長時間使うライフスタイルは、首に大きな負担をかけることもあって、近年、首の筋肉異常である「首こり」になる人が増えています。その首こりを放置すると、自律神経失調症やうつ病と同じ症状が出ることがわかってきたのです。

首こりが自律神経に影響を与えるメカニズムはいまだ解明されていないものの、「首こりを解消したら自律神経失調症が治った」という例は多数報告されています。また、首こりが引き起こすさまざまな症状は「頸性神経筋症候群」と呼ばれ、医学的な研究対象となっています。

しかし残念ながら、この事実は一般にはあまり知られていません。不眠や疲労、倦怠感といった症状が出たときに、更年期障害やストレスによる自律神経失調症を疑うことはあっても、首こりが原因だと思いいたる人は少ないでしょう。

首こりによる自律神経の乱れは医療機関でも見落とされがちで、受診しても「異常なし」と言われたり、まったく的外れな診断が下りることがあります。首のこりさえ解消すれば即改善するのに、原因不明として放置したり、的外れな対応をしたりしていると、症状はどんどん悪化して最終的にはうつ病になってしまいます。研究者の中には、うつ病の8割は首のこりに起因すると主張するドクターもいるほど、首のこりは心身に大きな影響を与えるのです。

## 体がゆがむと、筋肉が本来の力を出せなくなり、疲労やケガの原因になる

体がゆがむと疲れやすくなる理由は自律神経だけではありません。ゆがんだ体で生活していると動作の一つひとつにムダが増えて、いつもなら10の力でできるところ11の力が必要になったりします。10も11も大差ないと思うかもしれませんが、この小さな違いが積もり積もって疲労やケガにつながっていくのです。

たとえば〝力こぶ〟の部分にあたる上腕二頭筋は、肘を曲げたり、手のひらを上に向けるように回転させるときに必要となる筋肉です。

体にゆがみがないときには、そうした動きをスムーズに行うことができますが、ゆがみがあるときは、同じように動かしてもうまく力が入りません。そのため本来の動作よりも、わずかに体に無理がかかった

状態で腕を動かすことになるのですが、筋肉に無理をさせる分通常よりも疲れるし、おかしな動きをすることでますますゆがみが助長され、姿勢も悪くなるという悪循環に陥ってしまいます。

上腕二頭筋だけではなく、全身のどの筋肉についても同じことが言えます。背中の筋肉がゆがめば姿勢を維持するだけで疲れるようになるし、腿がゆがむと歩き方が不自然になり、少し歩くだけで疲労を感じるようになるのです。

また、人は体のどこかがゆがんで本来の働きができなくなると、無意識のうちに別の部分で代用しようとします。しかし、代用はあくまでも代用であって、本家ほどの力を出せるわけではありません。たとえばボールを投げるときは、肩関節や体幹、股関節や下肢など全身の筋肉と関節が協調して動作するのですが、どこか一か所でもゆがみがあるとフォームが崩れてうまく力が入らず、いいボールが投げられなくなってしまいます。また、こうした無理な体の使い方がケガにつながることも多々あります。一例を挙げると、足をまっすぐに上げるとき、普通は太ももの前側についている大腿四頭筋や腸腰筋、腹筋などをバランス良く使うところ、ゆがんでいる人は内側の内転筋や外側の大腿筋膜張筋を必要以上に使ってしまい、股関節や膝を痛めてしまうことがよくあるのです。

## あの一流選手もリカバリーを最重視している

体のゆがみは、程度の差こそあれ誰にでもあるものです。私はトレーナー時代から今日までのべ8万人ほどの体を見てきましたが、まったくゆがみがない人はお目にかかったことがありません。

その中でもやはり日常的にスポーツをしている人は、特定の動作を繰り返して練習するため、ゆがみの度合いが大きい傾向にあります。

ゆがみは放置すれば深刻なケガや病気につながります。体が資本のスポーツ選手にとってゆがみは大きなリスクなので、一流の選手ほど気を遣い、練習や試合のたびにゆがみを解消する「ゆがみリカバリー」を行っています。

リカバリーを軽視する選手は、例外なくゆがみが原因のケガや不調で成績が伸びなくなり、引退を早めてしまうことがあります。ですから正確に言えば、一流の選手ほどリカバリーを大事にしているというよりも、リカバリーを大事にする選手だけが生き残って一流になれるのです。

その好例と言えるのが長谷部誠選手で、２００６年から２０１８年まで12年ものあいだ日本代表に選ばれ続けたのみならず、39歳となった今もなおドイツブンドスリーガの名門、フランクフルトのミッドフィールダーとして衰えを感じさせない活躍を続けています。

彼は37歳のとき、あるインタビューの中で「この年齢までプレーしてきて、リカバリーの重要性は強く感じている。トレーニングだけでなく、食事とリカバリーの三本柱が大事だと思っている」と話していました。長谷部選手がなぜ第一線で長く活躍し続けることができるのか、その秘訣が凝縮された言葉だと思います。

私がトレーナーとして直接サポートしてきた選手の中で、もっともリカバリーを大切にしていたのは、やはり中村俊輔選手です。彼は試合や練習の前後、誰よりも時間をかけて自分の体をケアしていました。

彼が試合後にまず行うのはアイシングです。激しく体を動かすと筋肉が炎症を起こすので、それをしずめるために、アイスバスと呼ばれる10～14度くらいの氷水に5分間つかります。とても冷たいので、腰までつかるよう指導しても、選手によってはお尻くらいまでしか入ろうとしない人もいるところ、中村選手は毎試合の後、おへそまで深くつかっていました。

アイスバスの後は、血流をよくするための有酸素運動です。バイクがあればバイクをこぎ、なければ軽めのジョギングを、90分の試合にフル出場した後でも必ず行います。

それから水流が出るプールに入り、水流に足を当てて筋肉をほぐしたらオイルマッサージを受けて、最後は交代浴。水風呂とお湯に交互に入ることで血流を促進し、体にたまった疲労物質を除去します。

これら一連のルーティーンは、海外にいたときに教わったメニューを彼なりに進化させたもので、時期によって多少の違いはあるものの、JリーグでMVPを獲得した2013年も欠かさず実行していました。

もちろん一般の方がここまでする必要はありませんが、激しい運動をした後のリカバリーが大事であることは、プロもアマも同じです。違いを挙げるとすれば、一般人には一般人のやり方があるということ。

その「一般人向けのやり方」こそ、本書でご紹介するゆがみリカバリーです。

詳しくは第3章以降で述べていきますが、ゆがみを自力で直すには、自分の体の状態を正確に知ったうえで、状態に応じたエクササイズを行う必要があります。激しい運動でゆがんだ体を直したい方から、スマホやデスクワーク、立ち仕事などでゆがんだ体を直したい方まで、幅広いニーズに対応できるメソッドなので、ぜひ皆さまのルーティーンとして日々の生活に取り入れていただければと思います。

## 体がゆがむと関節の可動域が狭くなり、動くのがしんどくなる

体がゆがむと関節の可動域が狭くなり、本来ならできる動きができなくなってしまいます。

たとえば「最近足が上がりにくくなった」と感じたことはないでしょうか？　原因として真っ先に思い浮かぶのは「筋肉の衰え」かもしれませんが、実はゆがみによって足の可動域が狭くなっているだけというケースも多々あります。特に若い人やスポーツをしている方は、そちらの可能性をまず疑うべきでしょう。

足が上がりにくい人は自然と歩幅が狭くなったり、何でもないところでつまづいてしまったり、もともとの動きができなくなっていきます。ところが本人は足が上がりにくかったり歩幅が狭くなっていたりという自覚がないため、今まで通りに動かそうとします。ですが体が言うことを聞かないのでそこに脳からの指令と実際の動きにギャップが生じ、転倒や肉離れを起こしてしまうというのはよく見かける事例です。

でも、ご安心ください。筋力の低下とは違い、ゆがみによって狭くなった可動域は、ゆがみさえ直せば簡単に元に戻ります。

わかりやすいのは、94ページで紹介する「バッタ」というエクササイズです。胸椎まわりがゆがんで腕や肩の可動域が狭まっている人は、バッタのポーズを取ろうとしても両手がほとんど上がりません。けれども、胸椎や肩甲骨を伸ばすエクササイズを行った後は、少なくとも10センチは上がるようになると思います。このチェック&エクササイズなら、ほんの数分で可動域が広がったことを実感できるので、ぜひ試してみてください。

もちろん体のほかの場所についても、適切にゆがみリカバリーを実行すれば、必ず本来の可動域を取り戻せます。たとえば前屈をしてみると、10代のころは難なく床まで届いたのに、いつの間にか体が硬くなり届かなくなってしまったという人は多いと思います。そんな人でも、リカバリー後は明らかに体が柔らかくなり、さっきまで届かなかったところにもスッと手が届くようになるはずです。

## ゆがみを放置すると腰痛が悪化し、QOL（生活の質）が著しく低下する

さて、ここまで一口に「ゆがみ」と称してきましたが、実は体のゆがみには「前後のゆがみ」と「左右のゆがみ」の2種類があります。

前後のゆがみとは、脊柱（背骨）のラインが崩れた状態のことで、背中のカーブが大きく曲がると「猫背」に、肋骨と肩甲骨をつないでいる小胸筋が縮んで肩が前へ引っ張られると「巻き肩」になります。このほか、本来はゆるやかなカーブを描いているはずの首の頸椎がまっすぐになってしまう「ストレートネック」や、背骨が腹側に凸カーブ（前弯）の状態になる「反り腰」も、前後のゆがみの産物と言えます。

一方の左右のゆがみは、骨盤や肋骨、足や膝が左右非対称にゆがんだ状態を言い、多くの人が肩こり、腰痛をはじめとしたさまざまな不調を患うことになります。

いずれのゆがみも、軽度なうちは「肩こりがする」「ときどき腰が痛い」という程度で済みますが、放置してゆがみが進行すると、本格的な病気に発展してしまう可能性があります。

ゆがみに起因する病気の代表格と言えるのが椎間板ヘルニアです。聞いたことはあるけれど、どんな病気なのかよく知らないという方も多いでしょうから簡単に説明すると、そもそもヘルニアとは「体の一部が本来の場所から飛び出す病気」の総称です。

椎間板ヘルニアは、椎間板が変形して飛び出す病気です。椎間板というのは、背骨（脊柱）を構成する骨と骨の間でクッションの役割をはたす軟骨です。丸い貝柱のような形をしていて、均等に圧がかかっている状態では骨の間にきちんとおさまっていますが、体がゆがんで一方向だけに圧がかかると、骨の間から押し出されて周囲の神経や脊髄を圧迫するので、腰や足に強い痛みやしびれが生じるのです。

椎間板ヘルニアは手術で取り除くこともあれば、マクロファージと言って、体内の異物を食べる細胞の働きによって3か月ほどで自然に治癒することもあります。ところが、そうやって一度は治ったとしても、体のゆがみが原因で発症した場合は、また徐々に椎間板が変形して押し出され、同じことの繰り返しになってしまいます。椎間板ヘルニアを根本的に治すには、体のゆがみを解消するしかないのです。

成長期に体がゆがんだままスポーツを続けることで、腰の疲労骨折である腰椎分離症を発症するケースもあります。野球の素振りやサッカーのキック練習など、特定の部分に負荷がかかる練習を重ねていると徐々に体がゆがみ、腰椎と腰椎の間にある椎間関節というところに過度な負担がかかり、腰椎の後ろにある椎弓という部分が疲労骨折をしてしまうのです。腰椎分離症は初期のうちにきちんと治療すれば治りますが、ケアをおろそかにすると、上下の腰椎が前後にずれる腰椎すべり症になってしまいます。腰椎の中には脊柱管という神経の通り道があるので、腰椎がずれると脊柱管が狭くなって神経を物理的に圧迫するので、下肢にしびれや痛みが生じます。人によっては歩くことも困難になるほど怖い病気で、スポーツに復帰するまで3か月以上かかってしまうこともあります。

## 股関節のゆがみは足のねじれにつながり、疲れやむくみ、こむら返りの原因に

注意したいのは、腰や背骨のゆがみだけではありません。

骨盤と大腿骨のつなぎ目にあたる股関節がゆがむと、それにつられて足もゆがんで、歩き方にも影響が出てきます。具体的には、股関節が内側にねじれている（内旋）人は足の外側に負担がかかりやすくなり、外側の筋肉や靭帯、関節などの組織を痛めやすくなります。反対に股関節が外側にゆがむ（外旋）、歩いたり走ったりするときに足や膝の内側を痛めやすくなります。

足のむくみも、ゆがみと深い関係があります。そもそも足のむくみとは、血液やリンパ液などの循環が悪くなり、細胞の隙間などに水分がたまった状態を言います。

血管には、血液を心臓から送り出す動脈と、血液を心臓へ戻す静脈があります。このうち動脈の中の血液は、心臓のポンプ作用や血管自体が収縮するおかげで何もしなくても全身にめぐっていくのですが、静脈やリンパ管にはその作用がなく、周囲の筋肉が収縮するときの圧によって血液やリンパ液を流しています。言い換えるなら、筋肉が収縮しないと組織液の流れが滞ってしまうということです。

足がゆがんだり、同じ姿勢を取り続けたりすると筋肉の収縮が不十分になるので、だんだんと足がむくんでいきます。むくみは、運動して筋肉を使うか、足を高く上げて重力で組織液を戻すか、マッサージや着圧ソックスで圧をかけるかすれば戻りますが、これも他の症状と同じで、体のゆがみを根本的に解消しなければすぐに再発してしまいます。

また、ゆがみによって筋肉を正常に使えなくなると可動域も狭くなります。実際には思ったように動かないのに、動くつもりで足を動かしていると、当然ながら疲れてしまうし、筋肉が収縮バランスを崩してこむら返り（足がつる）や肉離れも起こしやすくなります。

## 体のゆがみは病院ではなく、自分で直すのが一番

ここまで体のゆがみに起因する症例をいくつかご紹介してきましたが、これらは決して他人事ではありません。なぜなら、人の体は普通に生活を送っているだけでも少しずつゆがんでいくからです。スポーツやスマホ操作、デスクワーク、立ち仕事はもちろん、朝起きて、食事をとり、駅まで歩き、電車に揺られ、諸々の仕事をこなして帰宅後ベッドで眠っているときですら、体はじわじわとゆがんでいくのです。

ただ、人間には本能的な自己回復機能が備わっています。これまで特別なリカバリーをしなくても何とかなってきたのは、無意識のうちに自分で自分を直していたからです。

たとえば体の右側の筋肉が委縮している人は、寝るときに左半身を下にして、右サイドを伸ばすような姿勢で寝たくなります。本人は別にゆがみを直すつもりはなく、単にその寝方が気持ちいいからそうしているだけなのですが、実はそれが大正解で、本能的な体の求めに応じた寝方をすることで、日中のゆがみを解消しているのです。

とはいえ、無意識にとる姿勢が必ずしも正解とはかぎらないのが難しいところです。今の例のように、ゆがみを直す姿勢が気持ちいいと感じることもあれば、反対に、ゆがみを増強させる姿勢がラクだと感じることもあるからです。後者の場合、ラクだからといってその姿勢を取り続けていると、ゆがみがどんどんひどくなってしまいます。

ですから、ゆがみは本能にまかせて解消しようとせずに、意識的に直していくことが重要になります。もっとも望ましいのは、大きなトラブルになってからあわてて接骨院に駆け込むのではなく、日常生活の中でこまめにゆがみを直す習慣をつけることです。

本書で教えるリカバリー法は、やればすぐに効果が出ます。軽度のゆがみなら1回のエクササイズでスッキリ解消するでしょうし、年単位で蓄積された頑固なゆがみでも、数回行えばかなりよくなります。その場合、効果は1日ほどしか続かず、翌日にはまた痛みがぶり返すかもしれませんが、あきらめずに2週間も続けていただければ、ゆがみも痛みも解消されるはずです。

ゆがみリカバリーをはじめるのに年齢は関係ありません。確かに年季の入ったゆがみは直すのに多少時間がかかりますが、根気よく取り組めば必ずまっすぐな体を取り戻せます。私のクリニックの患者さんでも、ひどい猫背に悩んでいた80代男性が、マッサージとセルフケアで見違えるほど背筋が伸びました。

## ゆがみリカバリーを日々のルーティーンに組み込もう

繰り返しになりますが、人の体は日常生活を送るだけでゆがみます。ゆがみやすい行動を控えることで、ゆがみを最小限に抑えることはできても、ゼロにすることはできません。

その意味で、ゆがみリカバリーは一時的な対処法ではあるものの、一時的を継続して毎日やっていただければ、ゆがみのない健康な体を永久にキープすることができます。

「毎日」と言われると負担に感じるかもしれませんが、エクササイズは平均10秒で終わります。歯磨きよりもずっと簡単で、やればスッキリ気持ちがいいので、たとえば朝出社してパソコンが立ち上がるまでの待ち時間や、昼休憩に入るタイミング、風呂の前後や寝る前など、生活スタイルに合わせてリカバリーする時間を決め、それをルーティーン化していただければ苦もなく続けられると思います。

実は、私の妻も以前はひどい腰痛持ちで、私が折を見てはゆがみを直していました。けれども、忙しいときは身内だからと後回しにしてしまったり、妻も遠慮して言い出せなかったりということが何度かあり、そうこうしているうちにゆがみが限界を超えて、腰痛が悪化してしまったことがありました。

そこで私は、妻が自分で自分のゆがみを直せるようにリカバリー法を伝授しました。面倒くさがるかと思いきや妻は「あなたに頼むより自分でやる方が気楽でいい」と言って、毎日取り組むようになりました。

今や彼女はセルフリカバリーの達人で、「今日は重めの作業をしたから、腰痛が復活しないよう入念にストレッチしておこう」というように、自分で自分の体をしっかりとコントロールしています。

## トレーナー人生の集大成！
## 選りすぐりの「ゆがみ矯正メソッド」

私は大学でスポーツ科学を専攻した後、柔道整復師の資格を取得し、その両方を活かせる仕事を求めてJリーグのトレーナーになりました。最初はガンバ大阪、次に東京ヴェルディ、そして横浜F・マリノスを経て日本代表チームへと所属を変えながら選手のけがを治す仕事に携わってきたのですが、最初から「ゆがみ」の重要性を認識していたわけではありません。駆け出しのころは、ゆがみを直すという発想はまったくなく、目先のケガや痛みを治療することばかり考えていました。

私がゆがみに注目するようになったのは、トレーナーになって3年目のことです。当時在籍したガンバ大阪に、私の力ではどうしても治せない選手がいました。彼はなんと2年間で5回も疲労骨折を繰り返していて、さまざまな治療を試みたものの一向によくならず、セカンドオピニオンを求めてドイツの有名なスポーツドクターのところまで行っても原因すらわかりませんでした。ところが、その積年のケガをほとんど一発で治してしまった先生がいたのです。

私とその選手の間には信頼関係ができていたので、彼は「久保田さん、その先生のところに行って治し方を覚えてきてください。そしてまた僕の体を診てください」と言ってくれました。私自身、その選手を治すことができなかった責任と、何人もの医師にさじを投げられた彼の体をどうやって直したのか、大いに興味をそそられたので、さっそく先生に手紙を書いて弟子入りを志願しました。そして、その選手と一緒に先生がいる佐賀に行き、師匠の施術を間近で見ながら勉強させてもらう中で、体のゆがみがさまざまなケガや痛みの原因になっていることを知ったのです。

師匠は天才肌というのか、患者さんの体を見ただけで、何をどうすれば直るのか直感的にわかる人でした。その分理屈であれこれ説明してくれることはなかったので、私と、もう一人いたお弟子さんは一生懸命に師匠の施術を観察し、それまで学んできたスポーツ医学の知識と照らし合わせながら、何がどうしてそうなるのかを分析して、師匠の神業を汎用的なメソッドに落とし込んでいきました。

以来、私はゆがみ解消を軸とした治療法を拠り所にJリーグの各チームを渡り歩き、たくさんの選手のケガを治してきました。ゆがみについて勉強する前と後とでは、治療の成績は段違いに向上しました。

たとえばサッカー選手によくある恥骨結合炎は、左右の骨盤をつなぎ合わせる恥骨結合という部分がゆがんで炎症を起こす疾患です。少し休めば痛みは取れますが、ゆがみを直さないまま練習を再開すると、またすぐに痛くなります。ところが、ゆがみさえ取ってしまえば炎症はあっという間に治って再発もしない。このほか疲労骨折やこむら返りなども、体のゆがみを取っておけばほとんど起こらなくなるのです。

こうした治療を続けるうちに選手との信頼関係も育まれ、「久保田さんに頼みたい」と指名してくれる選手も増えていきました。独立して開業した後も、1年目からサッカー日本代表チームに声をかけていただき、選手のケアと接骨院の患者さんの治療を並行して行ってきました。

その間、ゆがみ矯正メソッドも進化を続けました。師匠に教わったやり方をベースに、ときには新しいメニューも試しながら、独自のメソッドを作り上げて来ました。こうして出来上がったのが第3～4章で紹介する9種類のチェック法と20種類のエクササイズです。

トレーナー人生の集大成とも言えるこのメソッドは、スポーツ選手はもちろん、疲労や腰痛などに悩む一般の方々にも取り組みやすく、すぐに効果が出るものばかりです。しかも1回10秒と手軽なので、明日からと言わずにぜひ今日から実践し、健康な体を手に入れてほしいと思います。

# 第2章

# だるさ・しんどさのもと！
# 体のゆがみが
# 起きるしくみ

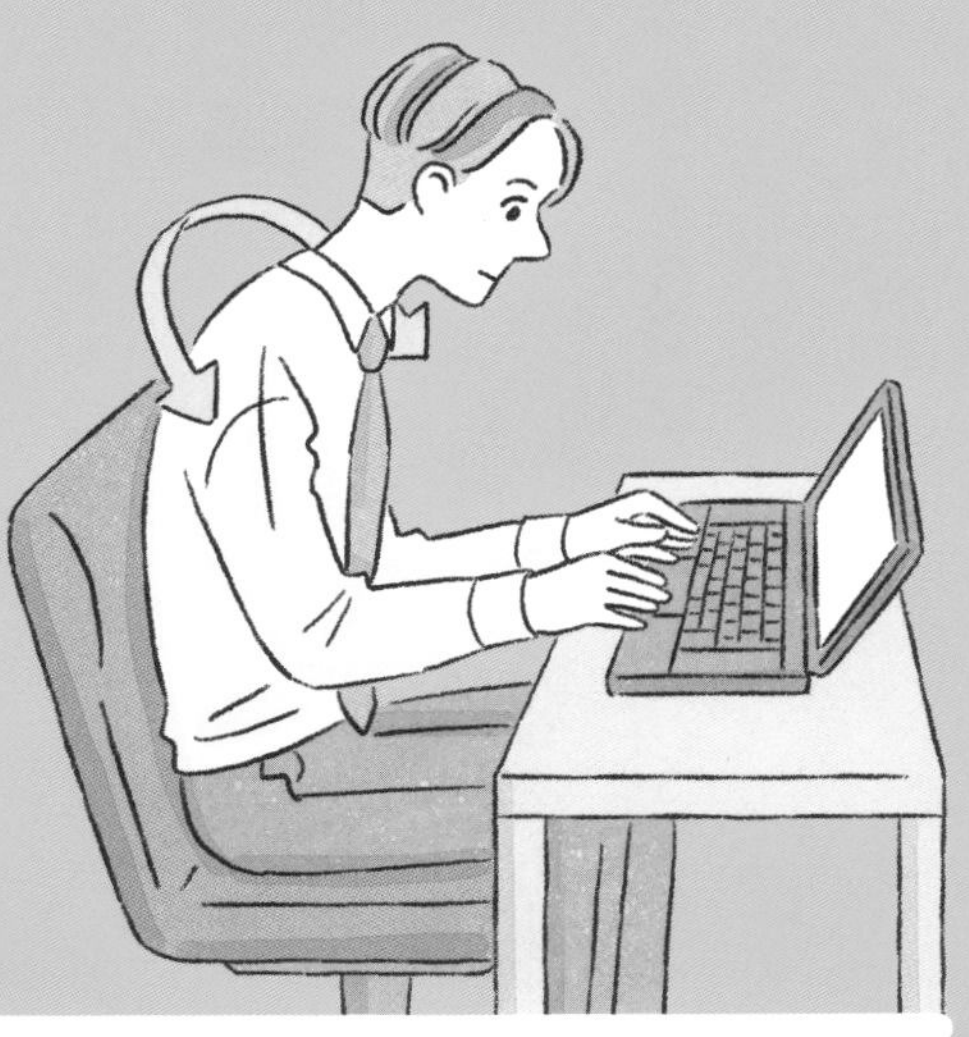

# 体のゆがみは、ふだんの体の使い方で起きる

自覚症状はないかもしれませんが、ほぼすべての人は、どこかしら体がゆがんでいます。激しいスポーツをしている人や腰痛・肩こりがある人はもちろんのこと、体中どこも痛くない、健康そのものという方でも、調べてみれば多少はゆがみが必ず存在します。体にゆがみがまったくないのは、生まれたての赤ちゃんくらいでしょう。

なぜ大部分の人にゆがみがあるのかと言えば、筋肉の使い方が前後左右で非対称だからです。スマホの操作ひとつとっても、左手の方が操作しやすい人は左手ばかり使うし、右手の方がいい人はいつも右手でスマホを持ちます。そのように左右非対称に体を使っていると、特別なことをしなくても体は少しずつゆがんでいくのです。

しかも、ゆがみは蓄積します。高齢者ほど腰が曲がっていたり、体のあちこちが痛いと訴えるのは、長年ゆがみを直さずため込んできた結果と言えます。

とはいえ、ゆがみの度合いと年齢は必ずしも比例するわけではありません。重要なのは年齢よりも体の使い方です。高齢でも体の使い方に前後差・左右差が少ない人はゆがみも少ないし、若くてもサッカーで左足でばかりボールを蹴っているような子は、ひどくゆがんでいたりします。

そこで本章では、日常のどのような動作が体をゆがませるのか、ゆがみが生じるメカニズムを掘り下げ

て解説していきます。

## 体のゆがみは「骨盤」と「肋骨」からはじまり「背骨」にもダメージを与える

体のゆがみは体中のあらゆる場所で起こりますが、特にゆがみやすいのが骨盤と肋骨です。この両者の状態は、体のゆがみ度をチェックする重要な指標となります。

なぜここにゆがみが出やすいかというと、骨盤と肋骨は体の中心にあるため、左右非対称な動きをしたときに負荷がかかりやすいのです。

しかも、骨盤や肋骨がゆがむと、それに引っ張られて背骨もゆがんでいきます。

背骨がゆがんでいる人はたくさんいますが、その何割かは、いきなり背骨がゆがんだのではなく、最初に骨盤や肋骨がゆがみ、その結果として背骨もゆがんでしまったパターンだと考えられます。椎間板ヘルニアなど、背骨のゆがみに起因する病気の数々も、元を正せば骨盤や肋骨のゆがみから来ていることが多いのです。

このことは逆もまた然りで、骨盤と肋骨のゆがみを直すと、背骨を含む体全体の状態が整っていくということはよくあります。背骨のゆがみは自律神経失調症などにもつながるため、まずは背骨を何とかしたいと思う方は多いでしょうが、ゆがみ方によっては骨盤や肋骨からアプローチした方が効果的な場合もあるのです。

## 利き手、利き足で体はゆがむ

体の使い方が左右で非対称になってしまう一番の理由は、利き手・利き足があるためです。右手で箸を持って、左手でお椀を持つ——。この時点ですでに体の動きは左右非対称になっています。

もちろん、それを直しましょうとは申しません。いくらゆがみを予防するためとはいえ、両手で交互に箸を持ち替えて食事をするのは無理があり、現実的ではありません。

日常生活における挙動が左右非対称になるのは当たり前のことです。そこを直そうとするのではなく、体がゆがむのはある程度は仕方がないと割り切ったうえで、こまめにリカバリーすることが大事なのです。

なお、体がゆがみやすい生活を送っている方——たとえば週に5日以上、デスクワークで同じ姿勢を取り続けている方や同じ作業を繰り返ししている方、肉体労働や激しいスポーツをしている方はより頻繁にリカバリーを実践してください。

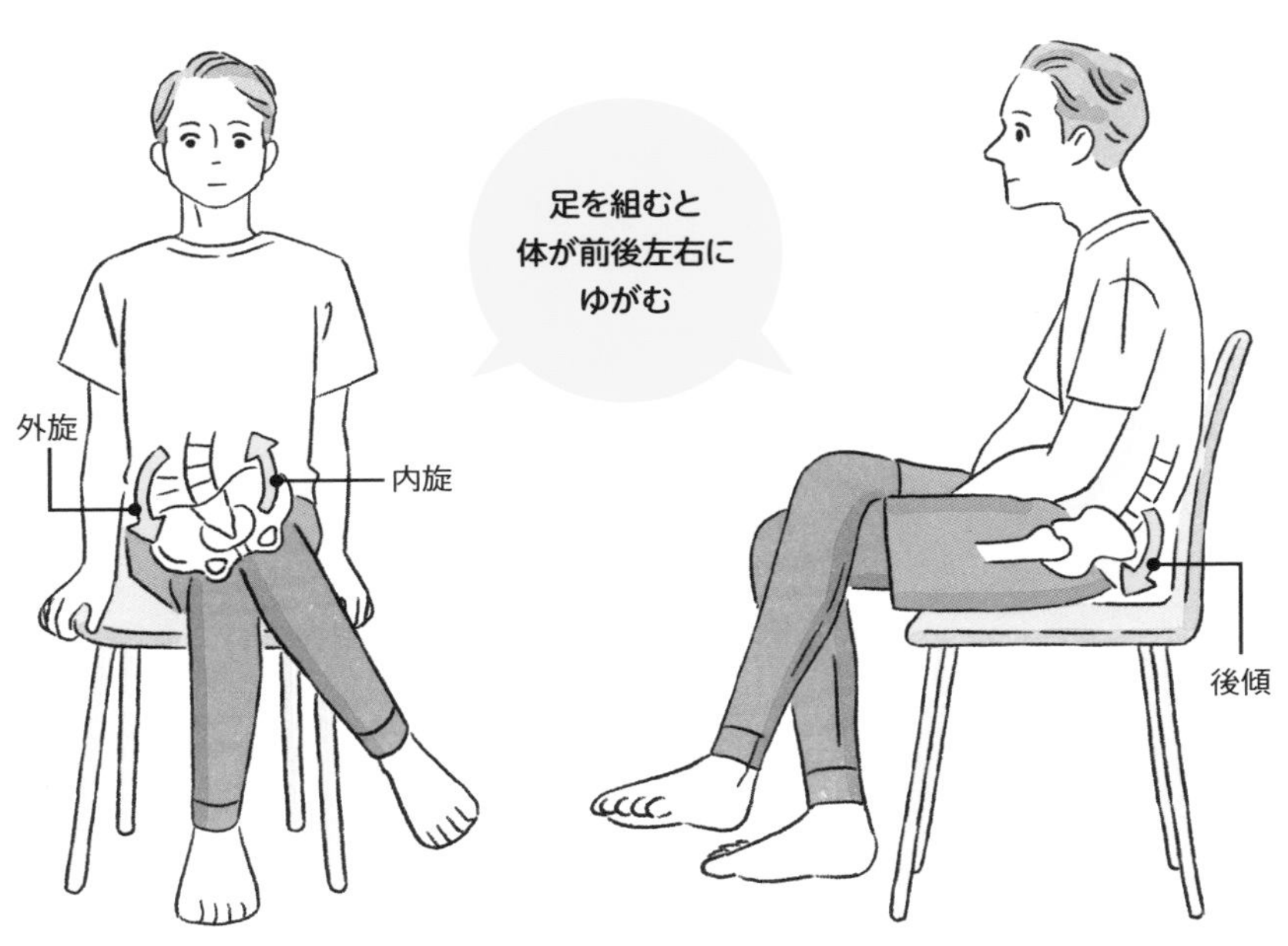


## 同じ足を組み続けると、体全体が前後左右にゆがむ

仕事中や食事中など、椅子に座って何かをするとき、無意識のうちに足を組んでいる人は多いでしょう。

ほとんどの場合、足を組む人は左右どちらの足を上に持ってくるか決まっていて、逆に組むことは少ないはずです。それは、特定の足を上にした方がラクで、逆では組みにくいと感じるからです。

そのように組みやすい足と組みにくい足がある時点で、体はすでにゆがんでいると考えられます。

そもそも、足組みというのは日常生活の中でも特に大きく体をゆがませる動作です。

足を組んだときの状態を表したイラストをご覧く

ださい。足を組むと、体が前後左右に複雑にゆがむのがおわかりいただけると思います。

上にした方の足は、腿部が外旋し、もう片方は内旋します。外旋とは、つま先が外側に向くように、骨を外側にねじる動作のことであり、内旋とは、つま先が内側に向くように、体の内側に向かってねじる動作のことを言います。

さらに足を組むと骨盤が後傾し、左右で骨盤の高さが変わってきます。すると重心が片側に偏るので、背骨の中でも腰の部分にあたる腰椎が左右に曲がってしまいます。前項で述べたように、骨盤のゆがみにつられて背骨もゆがんでしまうわけです。このように複雑なゆがみを生じさせる足組みですが、必ずしも体に悪いとはかぎりません。もともと体がゆがんでいる人が、無意識レベルでゆがみを修正しようとして、ゆがみを直す方向に足を組むこともあるからです。

実際に、右足を上に足を組んだときに生じるゆがみは、左足を上に足を組みかえて逆側にゆがませることで、プラスマイナスゼロにできる場合があります。ですから足を組むクセがある人は、そのクセをなくすというよりも、右足を上に組んだら次は逆に組むことをふだんから意識するといいでしょう。

## 片足に体重をかけて立つと、骨盤が後傾する

あなたは電車内で立つときや、列に並んで順番待ちをするときなど、どのような姿勢で立っています

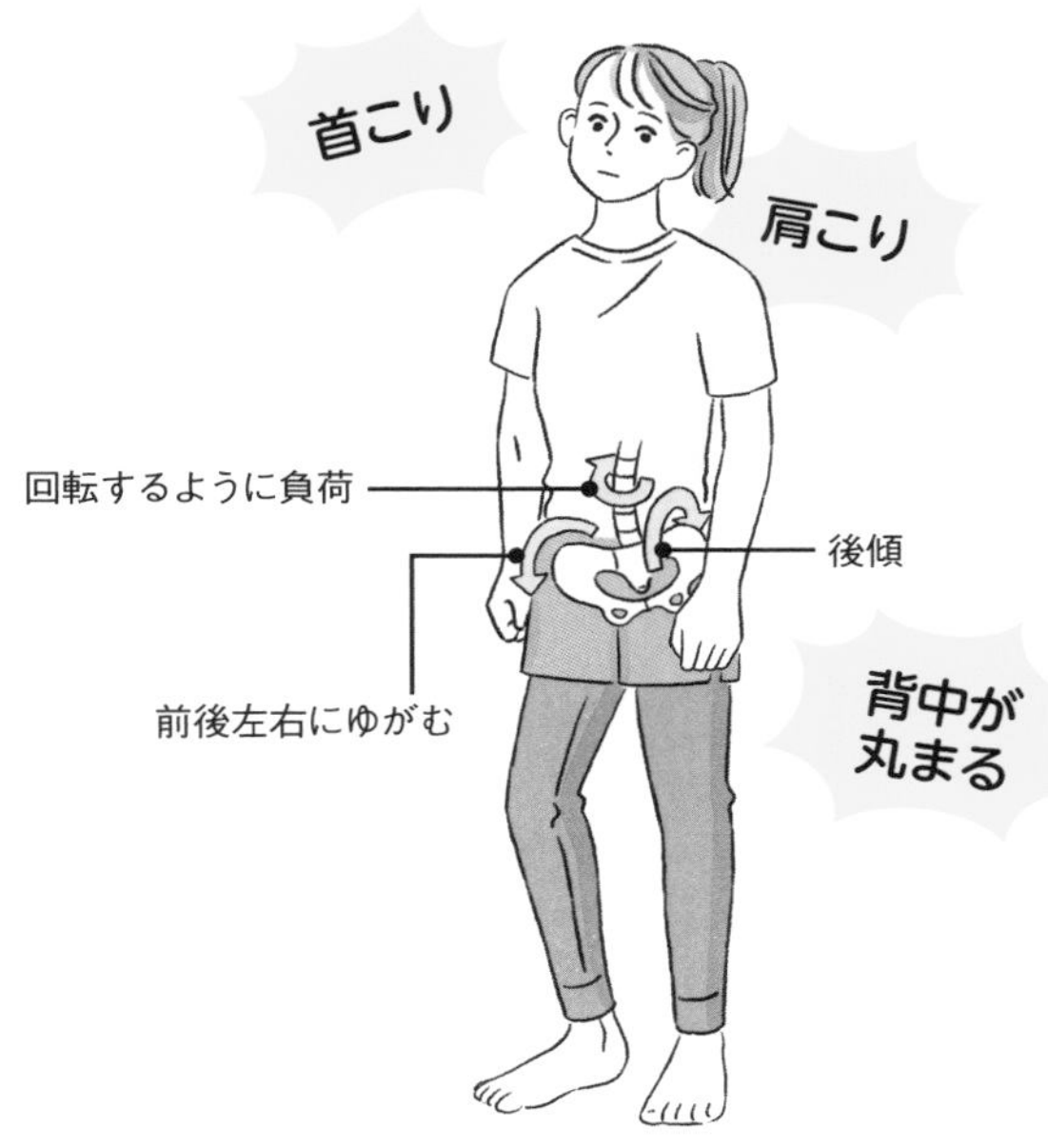


か？ 片足だけに体重をかけて立つクセがある人もいるのではないでしょうか。

これも足組みと同じように体の片側にだけ負荷をかける挙動なので、続けていると体がゆがんでしまいます。

特に影響を受けるのが、体重がかかっている側のお尻の筋肉（大臀筋）や太ももの後ろ側の筋肉（大腿二頭筋）です。これらは骨盤とつながっているので、大臀筋や大腿二頭筋が緊張すると骨盤もそれに引っ張られて後傾していきます。

骨盤が後傾すると、重心が後ろになるので、バランスを取ろうとして背中が丸くなります。さらにその影響で肩や首にもこりや痛みが出ます。

しかもこの場合、骨盤は平衡を保ったまま後傾するのではなく、体重をかけた側だけが強く引っ張られるため、前後左右にゆがみが生じます。左側の骨盤が後傾すると、脊柱は回転するように力が加わり、背骨の一番下にある仙骨から腰椎がねじれていきます。

ですから長い時間立っているときは、体重を左右均等にかけるか、どうしても片方重心で立ちたいなら、体重をかける足をときどき入れ替えるようにしてください。

なお、いい立ち方として「気をつけ」の姿勢をイメージする方も多いかと思いますが、背筋を伸ばしすぎるのも、実はよくありません。背骨は本来ゆるやかなS字カーブを描いているので、伸ばしすぎると骨盤の前傾のしすぎ、いわゆる「反り腰」を誘発する可能性があります。反り腰もまた、腰痛や肩こり、首の痛みの原因になってしまいます。

## いつも同じ手でカバンを持つと、体がゆがんで肩の高さも変わる

突然ですがクイズです。右手でカバンを持ったとき、もっとも負荷がかかるのはどこの筋肉でしょうか？「右手でカバンを持つのだから、当然、右腕や右肩の筋肉に負荷がかかるはずだ」と思うかもしれませんが、実は、もっとも大きな役割を果たしているのは反対側の腰、すなわち左側の腹斜筋や腰方形筋です。右手で持ったカバンを、左の腰で引き上げているのです。

原理としては、サイドベントというトレーニングと同じです。これは片手でダンベルを持ち、持っていない方の手は頭の後ろに当てて、ダンベルを持つ側に体を倒すトレーニングです。筋トレに興味がない方

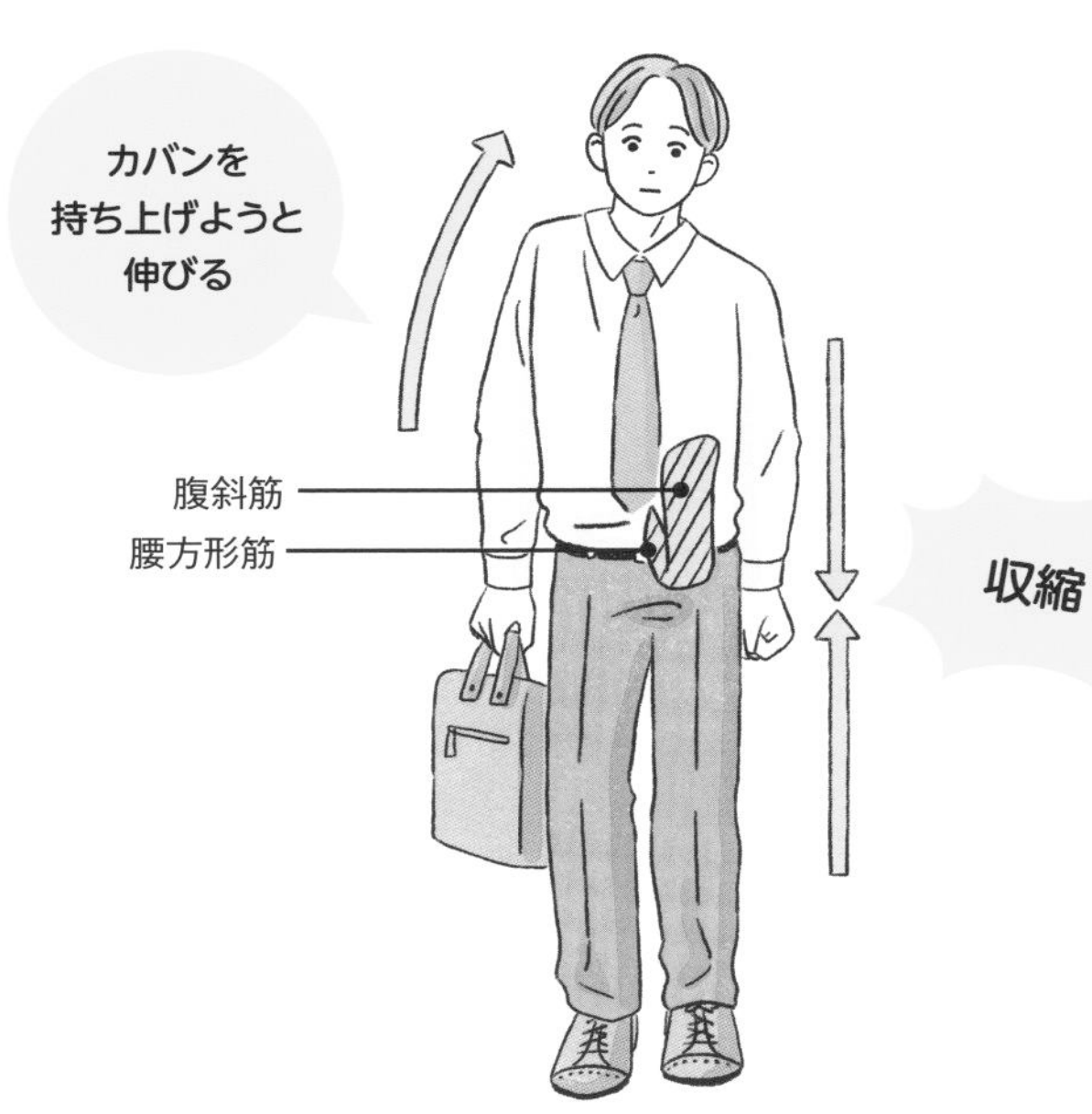


だと、ダンベルを持っている側を鍛えていると誤解しがちですが、実際には何も持たない方の腹斜筋（脇腹）を主に鍛えています。

サイドベントの場合、片側が終わったらダンベルを持つ手を入れ替えて反対側もやるのでバランスよく鍛えられますが、カバンを持つ手はどうでしょう。きちんと持ち替えていればいいのですが、いつも同じ手でカバンを持っていると、カバンを持たない側の腹斜筋ばかりが酷使されて硬く収縮していきます。

するとどうなるか。いつも右手でカバンを持つ人は、左の腹斜筋や腰方形筋が収縮するので、その結果、骨盤と肋骨の間が狭くなり、姿勢が悪くなったり、疲れやすさや腰痛の原因になってしまいます。こうした状況を回避する最良かつもっとも簡単な方法は、カバンを持つ手をときどき入れ替えることです。それだけでも硬くなっていた筋肉が徐々に緩み、正常な状態に戻っていきます。

# うつむいてスマホを見続けると「ストレートネック」になってしまう

あなたはスマホを見るとき、どのような姿勢をとっていますか?

ほとんどの人は胸の高さでスマホを持ち、やや前かがみになって画面をのぞき込んでいるのではないかと思います。この姿勢は「スマホ首」と呼ばれ、長く続けていると、徐々に頸椎(首の骨)の弯曲がなくなって「ストレートネック」になってしまいます。

これまでさんざん「ゆがみは悪」という話をしてきたので、ストレートネックと聞くと、首がまっすぐに伸びて良いことのように思えるかもしれませんが、まったく違います。

頸椎は、横から見ると緩やかな前弯のカーブを描いているのが正常な状態です。この弯曲があるからこそ、頭の重さを分散させ、衝撃をやわらげることができるのです。

一方のストレートネックは、頸椎のS字カーブが失われ、まっすぐなまま固定化された状態です。これではクッションの役割を果たせないので、首の痛みをはじめ肩こりや頭痛など、体にさまざまな不調が出てきます。

スマホ首からストレートネックになってしまうのは、前かがみの姿勢が首に大きな負担をかけるからです。

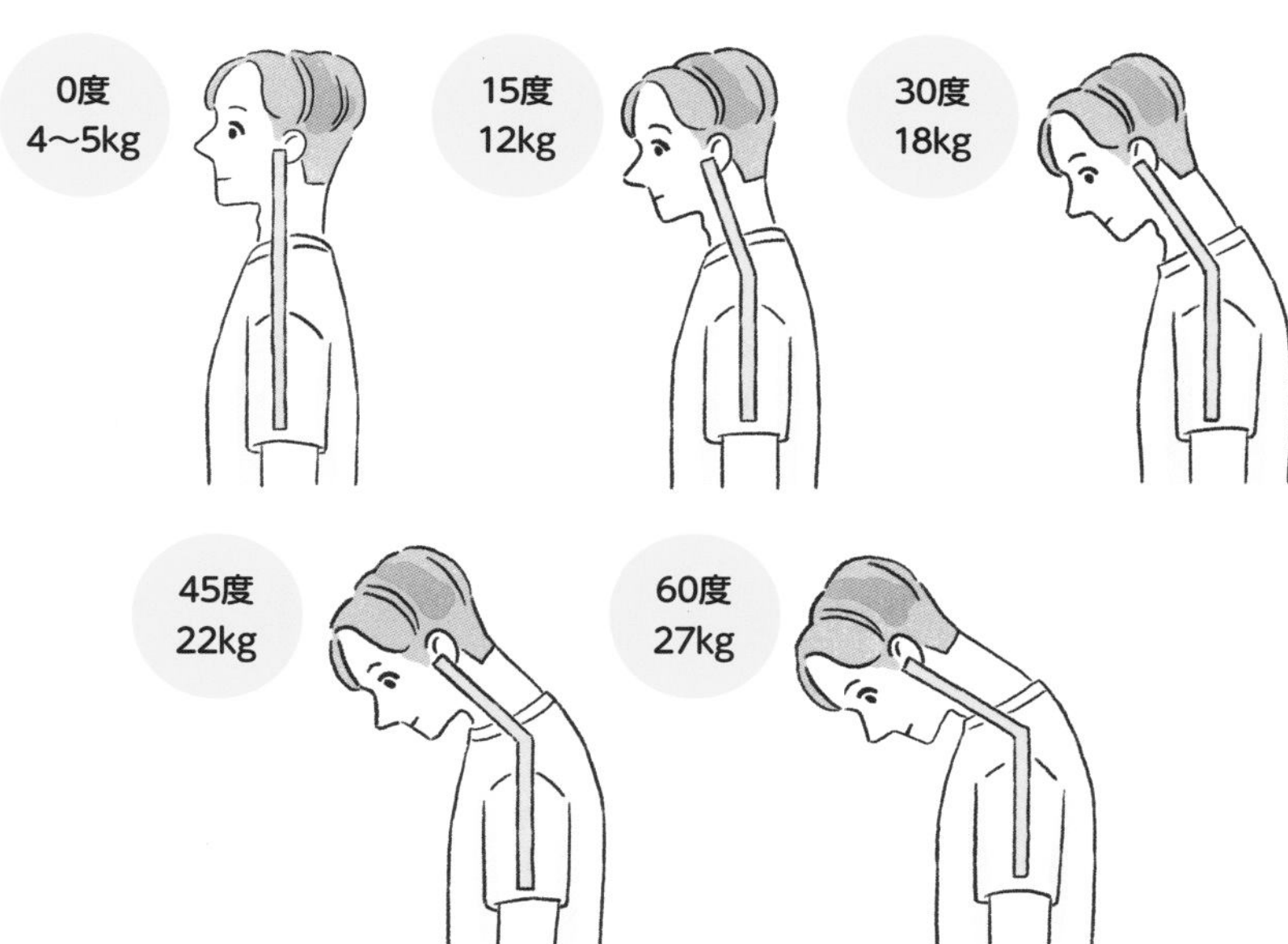


一般的に人の頭の重さは約4～5kgと言われています。これだけの重みを首や肩で支えるのはただでさえ大変なことなのですが、首の角度によってはその負担が数倍に増してしまいます。

具体的には、頭が首の真上にある姿勢のとき、首にかかる頭の重さは実際の重量と同じ4～5kgですが、首を15度下に傾けただけで12kgと倍以上になります。さらに30度なら18kg、45度なら22kg、60度なら27kgというように、首を曲げる角度が大きくなるほど首への負担が増えていくのです。27kgといえば小学生1人分にあたる重さですから、首がおかしくなるのも無理はありません。

スマホを見るときは自分の頭の重さを自覚し、首に負担の少ない姿勢を心掛けましょう。具体的にどのような姿勢が望ましいのかは第5章で解説します。

## 前かがみでノートパソコンを使い続けると巻き肩になる

デスクワーカーの多くが、慢性的な肩こりに悩まされています。主たる原因は、パソコンに向き合うときの姿勢にあります。

実は、現在流通しているオフィス用デスクの多くは、１９７０年代に定められたＪＩＳ規格に基づいて高さ70㎝で設計されていて、パソコン作業をするにはいささか低すぎます。１９７０年代のデスクワークは書類仕事が中心ですから、パソコンでの作業は想定されていないのです。

では、70㎝の机にパソコンを置いて作業すると、どんな状態になるのでしょうか。

ディスプレイとキーボードが分離したデスクトップ型であれば、目線と同じくらいの高さにディスプレイがくるので、極端に姿勢が悪くなることはないかもしれません。しかしノートパソコンの場合は、キーボードが手元から遠く、ディスプレイも小さくて低い位置にあるので、使用者はどうしても肩を前に突き出した前かがみの姿勢になってしまいます。

この姿勢で長時間作業をしていると、肩甲骨が外側に開いて背中側の筋肉が緩み、肩甲骨を前に引っ張る小胸筋や大胸筋が硬くなっていきます。すると、両肩が本来の位置よりも内側に向いて丸まった状態で固まる、いわゆる「巻き肩」になってしまいます。

巻き肩になると、肩の位置が前にずれて首と肩を結ぶ筋肉が引っ張られるので、肩や首の筋肉がこって

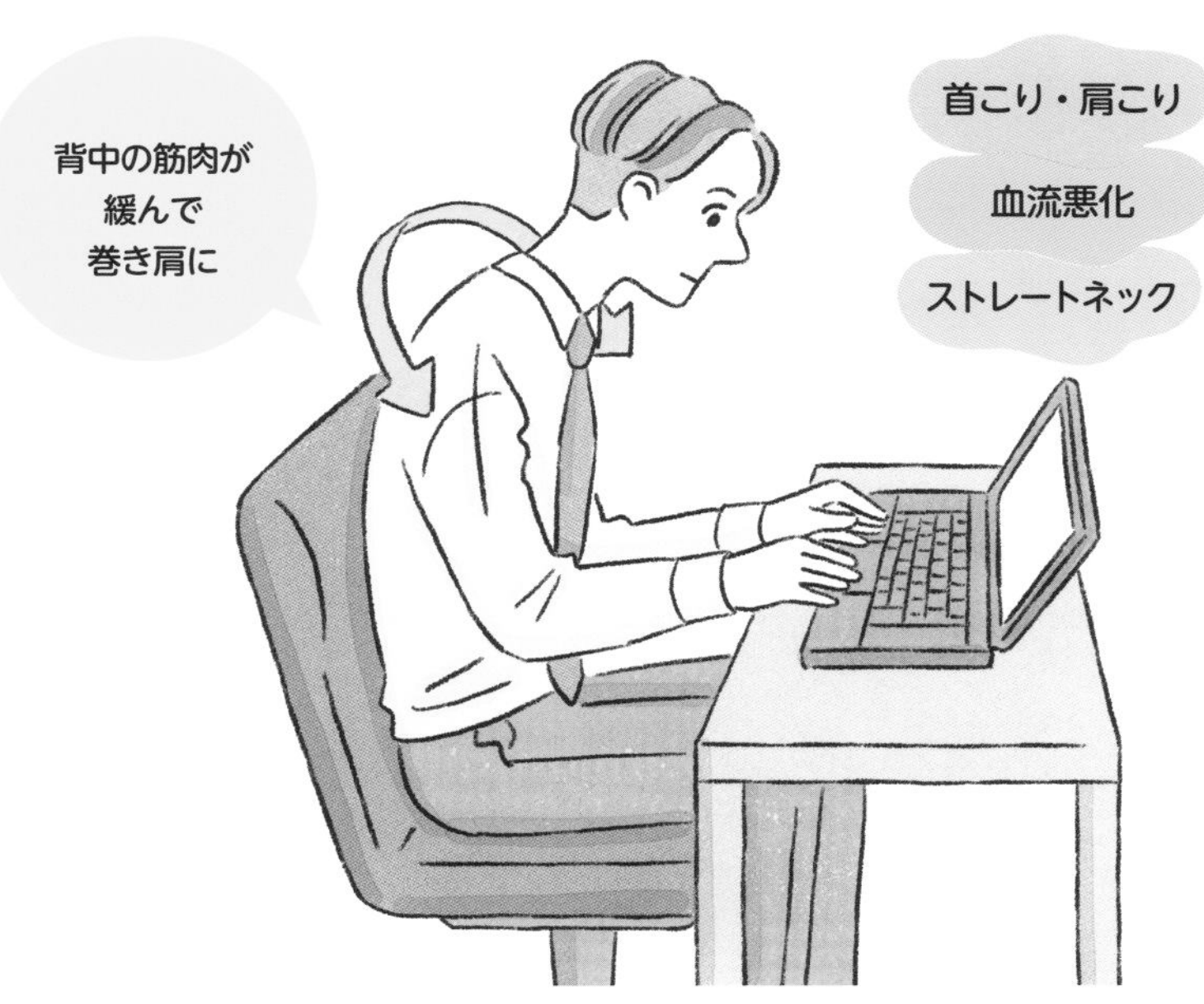


しまいます。さらに首・肩の筋緊張によって血管が圧迫され、血液の流れが悪くなるので、頭痛も起こしやすくなります。

また、前かがみでノートパソコンを扱うと、耳の後ろから鎖骨の内側へ向かって縦に伸びる胸鎖乳突筋が短縮し、首が前に引っ張られるので、ストレートネックになる危険性がさらに増してしまいます。

## 長時間座り続けると、背中が丸まりS字カーブが消えてしまう

パソコン作業でゆがんでしまうのは首や肩まわりだけではありません。長時間パソコンを使うということは、長時間椅子に座り続けるということでもあるので、腰や背中にも負荷がかかります。

一般的なイメージとして、何時間も立ち続けるよ

りは、その間ずっと座っていた方がラクに思えるかもしれません。ところが、腰痛の原因解明と治療に多大な業績を残したスウェーデンの整形外科医アルフ・ナッケムソン氏によると、腰への負担は立っているときよりも座っているときの方が１・４倍大きく、座ってなおかつ前傾姿勢だと負担は１・85倍にもなるそうです。

そんな大きな負担を長時間にわたってかけ続ければ、体は当然ゆがんでいきます。

もともと人の背骨には生理的弯曲と呼ばれるＳ字カーブかあり、横から見ると、頸椎では前弯（反る）、胸椎では後弯（丸まる）、腰椎では前弯（反る）という状態になっています。この生理的弯曲は、歩行時の衝撃吸収などに役立っています。

ところが長時間座り続けていると、徐々にこのＳ字カーブが崩れていきます。崩れ方にもいろいろあって、本来の弯曲が減ってストレートに近くなってしまうこともあれば、弯曲が増強されてＳ字カーブがきつくなるパターンもあります。

デスクワーカーに多いのは後者で、いわゆる「猫背」と「反り腰」がそれにあたります。

猫背は、背中を丸めて座り続けることで胸椎の後弯が強くなる、つまり背骨の丸まりが強くなった状態です。背骨が丸まり、顎が前に出た姿勢では、頭部の重みを支える肩の負担が増大するため、肩こりや頭痛、背部痛、自立神経への悪影響などが生じます。

一方の反り腰は、腰椎の前弯が強くなった状態です。猫背にならないようにと必要以上に背筋を伸ばした座り方を続けていると、反り腰になってしまいます。

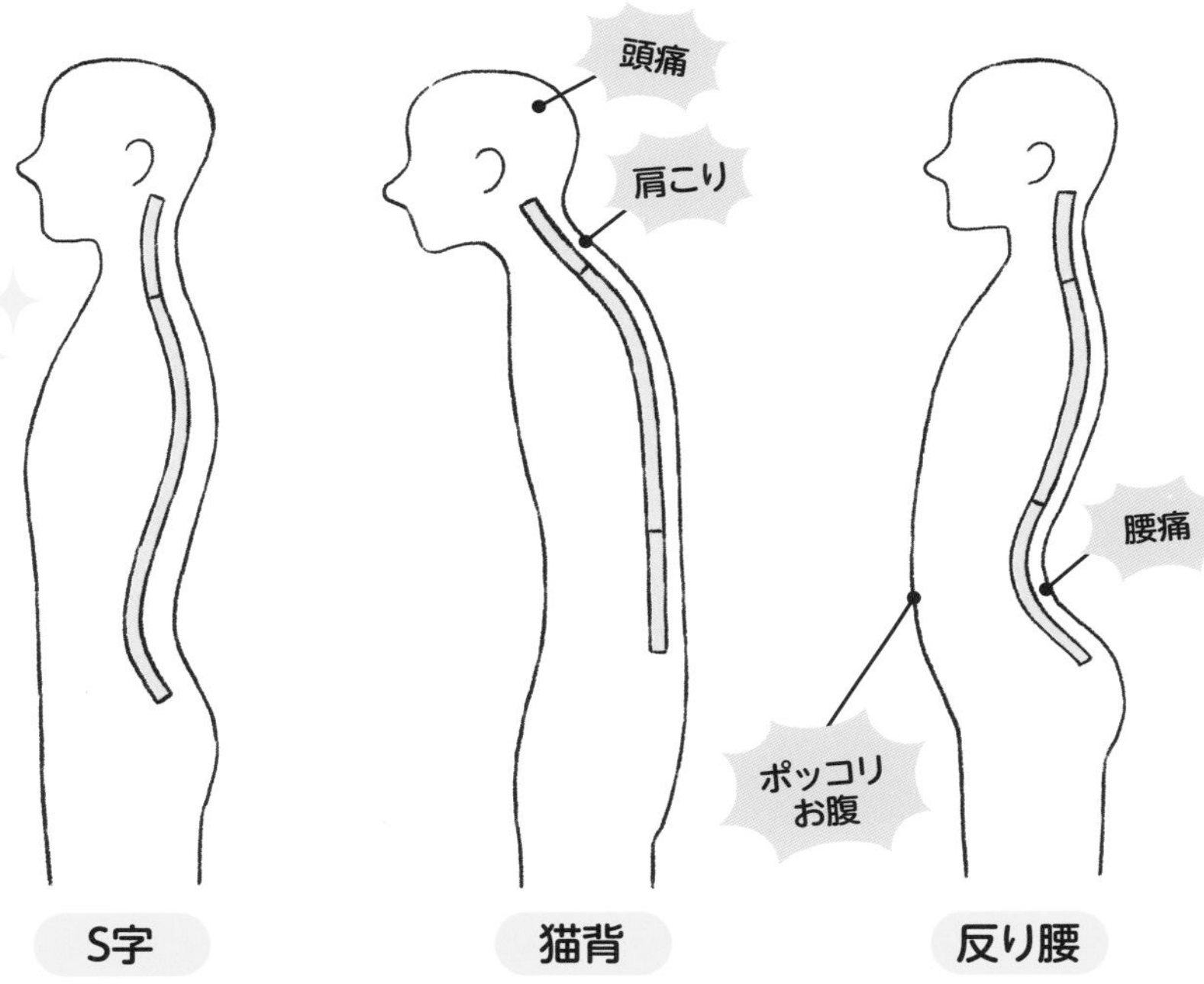


反り腰になると背面の筋肉が緊張し、お腹側の筋肉が緩みやすくなるため、腹圧が弱くなってお腹がポッコリ出てしまいます。また、S字カーブが失われることで衝撃吸収がうまくできなくなり、腰に過剰に負担がかかるので腰痛の要因にもなります。

実際、デスクワーカーの中には自分でも気づかないうちに「巻き肩、ストレートネック、反り腰」の三重苦に陥ってしまっている人が少なくありません。

その最大の要因は、同じ姿勢で座り続けることです。特に、もともと体のゆがみを抱えている人が長時間同じ姿勢のままでいると、ゆがみを修正するタイミングを失って、どんどんゆがみが強くなってしまいます。

「巻き肩、ストレートネック、反り腰」にならないコツは本書後半で詳しく扱いますが、もっとも簡単な方法は、同じ姿勢を取り続けないことです。1

時間に1回、椅子から立ち上がって伸びをするだけでも、体の状態は格段によくなります。

## 柔らかすぎるマットで寝ると、体のゆがみが強調される

同じ姿勢を取り続けると、もともと持っていたゆがみが強調されるのは寝ているときも同じです。就寝中は意識的に姿勢を変えることが難しいので、へたをすると6～8時間にわたって同じ姿勢を取り続けることがあります。その間延々とゆがみが強調され続けていると思うと、恐ろしいものがあります。

同じ姿勢で寝続けてしまう人は、多くの場合、柔らかすぎるマットレスを使っています。体が沈みこむようなマットレスは心地よくはあるものの、寝返りが打ちにくいので、必然的に同じ姿勢で寝続けることになるのです。また、腰やお尻が沈みこんで弯曲が強調され、猫背や反り腰が悪化する危険性もあります。

一方、第1章で述べたように、無意識のうちにゆがみを矯正するような寝方をすることで、寝ている間にゆがみが解消されるケースもあります。でも、人は「ゆがみを直す姿勢（ゆがみと反対方向の姿勢）で寝るのが気持ちいい」と感じることもあれば、「ゆがんだままの姿勢で寝た方がラクでいい」と感じることもある。体が求める姿勢で寝ることが、吉と出ることもあれば、凶と出ることもあるわけです。

では、どうすれば寝ている間にゆがみを増強させずに済むのかといえば、やはり一番は同じ姿勢を取り続けないこと、つまり寝返りを増やすことです。

寝返りを推進するには、硬めのマットレスを使うのが効果的です。適度な硬さがあれば、自然な弯曲を保持しつつ、寝返りの回数を増やすことができるでしょう。

# 第3章

# あなたの体の「ゆがみ度」は？今すぐできる簡単チェック

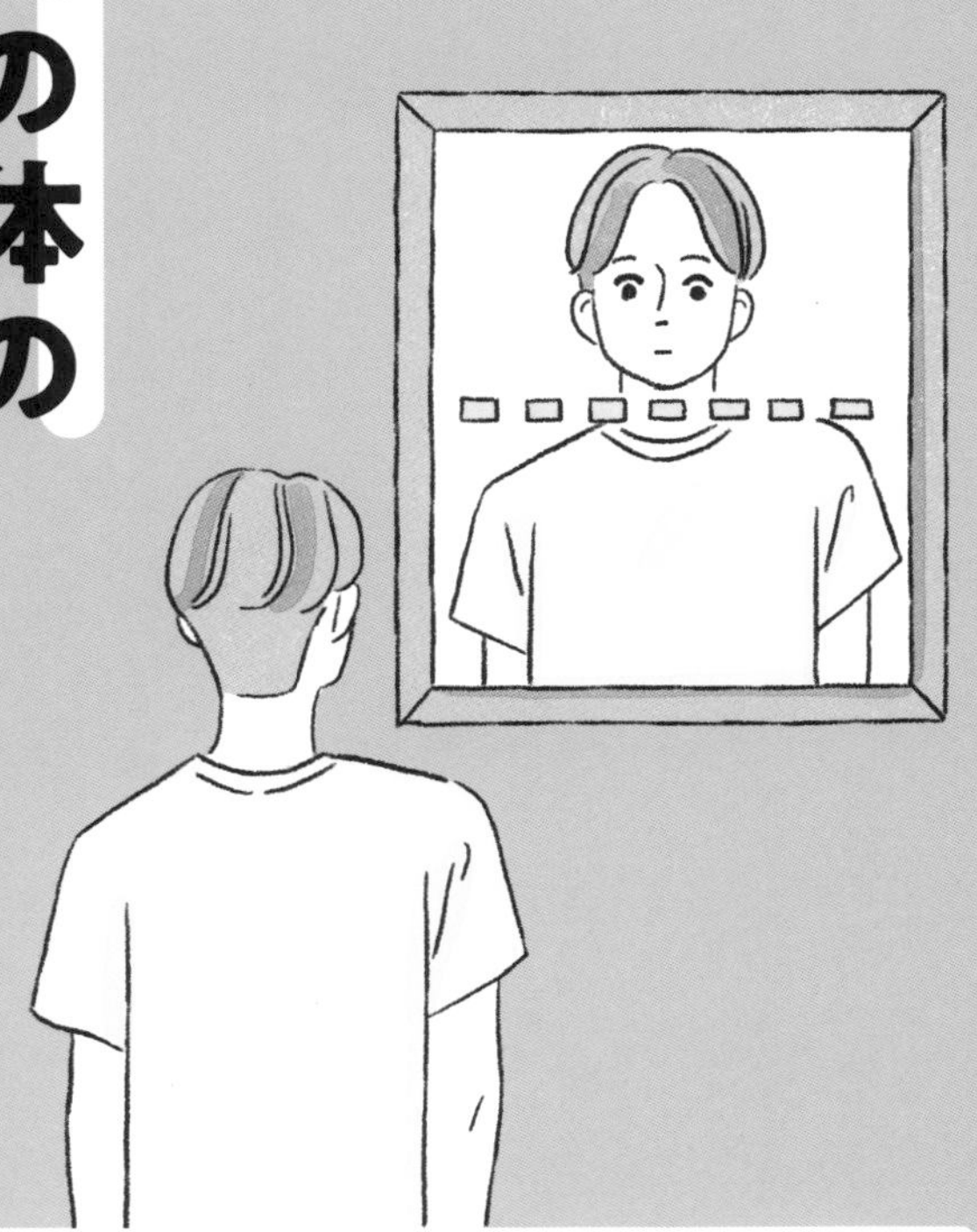

## 自分に合わないエクササイズは、体をさらにゆがませる

本章からはいよいよ実践に入るわけですが、その前にもう一つだけ、心に留めおいてほしいことがあります。

それは、万人に有効なエクササイズは存在しないということです。

ものすごく大雑把に言えば、体のゆがみというのは、ゆがみと反対方向に力を加えれば改善し、ゆがみと同じ方向に力を加えると悪化します。つまり、骨盤が前傾している人が、骨盤の後傾を直す（前傾させる）エクササイズをすると、ゆがみがひどくなる可能性があるのです。

ゆがみリカバリーは、その人のゆがみ方に応じた方法で行って、はじめて効果が出ます。ですから、まずは自分自身の体のどこがどのようにゆがんでいるかを把握したうえで、それにふさわしいエクササイズを選択しなければなりません。

ＹｏｕＴｕｂｅをはじめ、ネット上には「猫背を改善する方法」や「ストレートネックの直し方」など、ゆがみにまつわるさまざまな健康情報が流布しています。その中には、きちんとした専門家の監修のもと

で作成された信頼できる記事もあれば、眉唾モノの情報も混じっています。また、仮に情報が正しかったとしても、それが自分に合っているかどうかを判断するのはなかなか難しいのではないかと思います。

たとえば腰痛と一言でいっても、その原因はさまざまです。反り腰（骨盤前傾）のために腰が痛む人もいれば、猫背（骨盤後傾）のせいで腰痛になる人もいます。ですから「これで腰痛が消える！」という煽り文句を信じて試してみたら、かえってゆがみが強調されて腰痛が悪化することもありうるのです。

そうした事態を回避するために、本章では自分の体の状態を簡単にチェックする方法をご紹介します。一刻も早くリカバリーを試してみたい気持ちもあるかもしれませんが、まずは次ページからの9種類のチェック法を試し、ゆがみの有無や、その度合いを確認していきましょう。

CHECK!

# 簡単チェックで自分のゆがみがすぐわかる

チェック法

## 1 ▶ 足を上げて左右差を見る

**わかること** 骨盤のゆがみ（前傾／後傾）

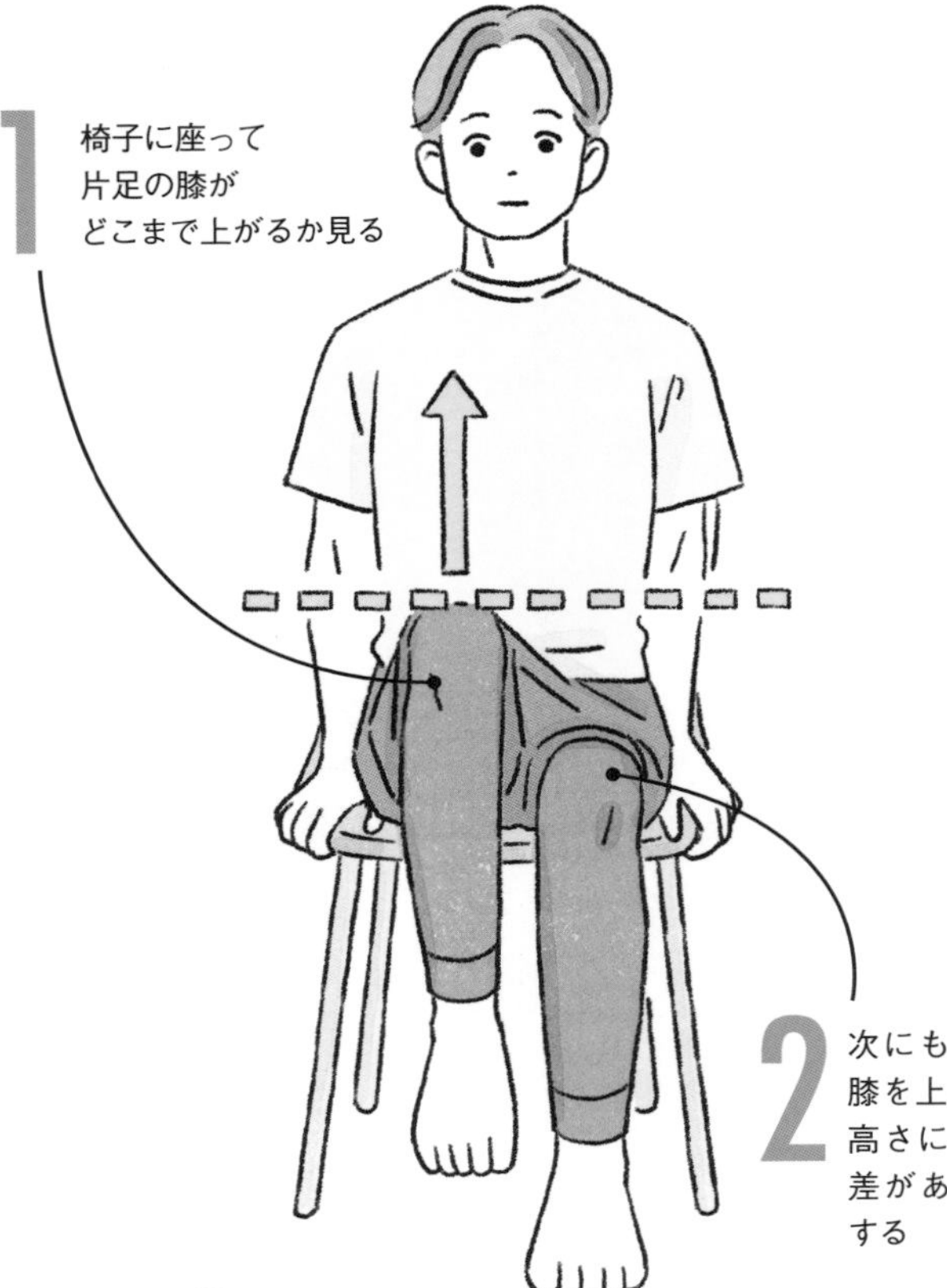


**Advise**

なお、この方法は立って行うことも可能です。椅子がない場所で骨盤の状態を確認したいときは、立ったまま片足ずつ足を上げてみてください。不安定になるようなら、どこかにつかまっても丈夫です。

判定方法は座っているときと同様、膝が高く上がった方の骨盤が、後ろに傾いていることになります。

## チェック一覧

| | |
|---|---|
| チェック 1 | 骨盤のゆがみ（前傾・後傾）がわかる！ |
| チェック 2 | 肋骨下部のゆがみがわかる！ |
| チェック 3 | 肋骨中〜上部のゆがみがわかる！ |
| チェック 4 | 骨盤のゆがみ（左右の傾き）がわかる！ |
| チェック 5 | 肋間筋、腹斜筋の左右差がわかる！ |
| チェック 6 | 体のゆがみの有無がわかる！ |
| チェック 7 | 股関節と膝のゆがみがわかる！ |
| チェック 8 | 股関節や骨盤のゆがみがわかる！ |
| チェック 9 | 上体のゆがみがわかる！ |

最初にご紹介するのは、骨盤の前後の傾きを簡単にチェックする方法です。

椅子に座った状態で片足をゆっくりと上げて、膝がどこまで上がるか確かめてください。片足が終わったら、もう一方の足も同じように上げてみます。

左右どちらも同じくらいの高さまで上がれば問題ありませんが、手のひら１枚分でも差があるようなら、骨盤が傾いているサインです。左右の差が大きければ大きいほどゆがみも大きく、こぶし１つ分以上違う場合は要注意だと思ってください。

骨盤のどこがどう傾いているかは、足の上がり方を見ればわかります。一般的に、足は高く上がった方が健康的なイメージがありますが、本件においては逆で、足を上げやすい（高く上げられる）方の骨盤が後傾しています。左足の方が高く上がる人は、左側の骨盤が後傾しているというわけです。

違いがよくわからない方は、鏡の前で行ったり、机など目印になる家具の隣でやってみるといいでしょう。

ゆがみが見つかった方は78ページの**エクササイズ①**へ！

チェック法

# 2 ▸体を左右にひねってみる

**わかること** 肋骨下部のゆがみ

**Advise**

なお、これもチェック①と同様、立った状態で行うことも可能です。ランニングやゴルフなど、屋外でスポーツをしていて少し違和感を覚えたときは、後回しにしないでその場で体をひねってチェックしておくといいでしょう。はたから見れば軽いストレッチをしている風で、特に目をひく動きではありませんから、駅のホームで電車を待っているときや、会議の休憩時間など、思い立ったらいつでもできるのが利点です。

ただし立って行うと、肋骨だけではなく股関節の影響も受けるため、左右差が出る原因を特定しにくくなります。上半身のゆがみを正確にはかりたいときは、やはり座って行うのがベストです。

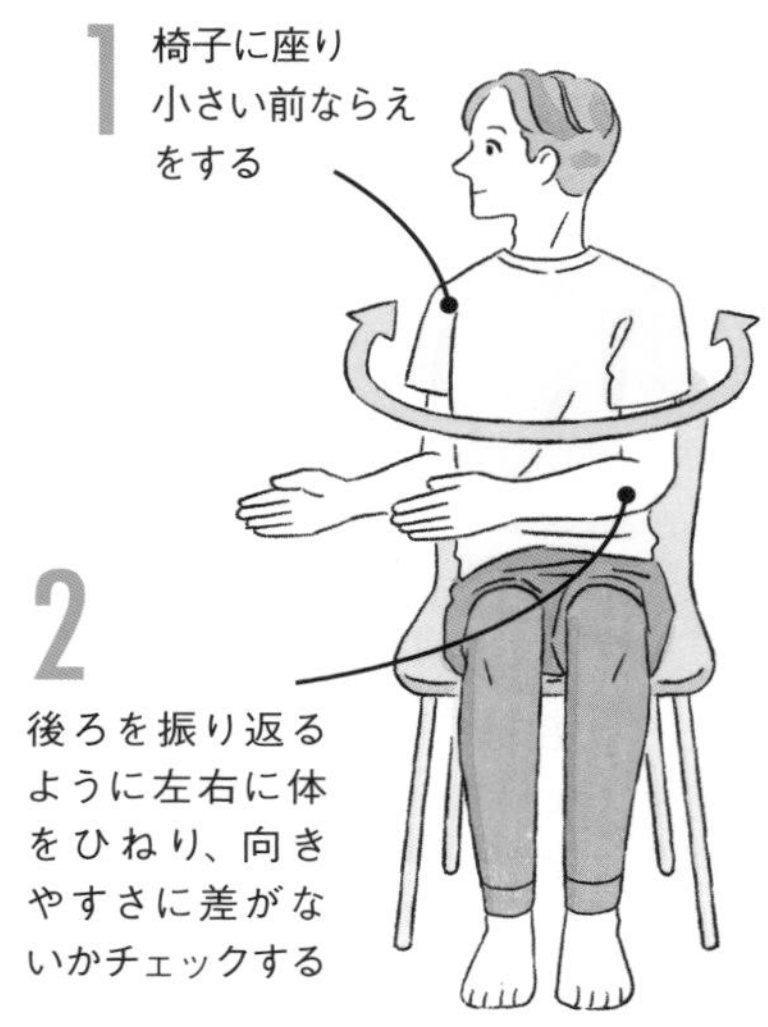


次は肋骨下部のゆがみをチェックする方法です。

これも椅子に座って行います。座った状態で後ろを振り返るように体をひねり、左右で向きやすさに差がないかをチェックするのです。

左右差がわかりにくいときは、背後に鏡を置くのがベストです。そうすれば「左にひねったときは顔全体が見えるけれど、逆のときは半分しか見えない」というように、違いが一目瞭然です。

鏡を用意するのが難しい場合は、両手で「小さい前ならえ」をするか、もしくは両手を胸でクロスした姿勢で体をひねってください。

このときアナログ時計をイメージして、左は何時の角度まで、右は何時の角度までというように、角度の目安にするとわかりやすいと思います。右が２時で左が10時なら、どちらも60度ひねったことになるので左右対称ですが、右が２時で左が９時だとしたら、右の方が角度が小さく、ひねりが浅いということになります。

肋骨のゆがみが大きいほど、ひねったときの左右差も大きくなります。ふだんはあまり差がない人でも、体調が悪くなると本来持っているゆがみが強調されて、左右差が大きくなる傾向にあります。

ゆがみが見つかった方は79ページのエクササイズ②へ！

チェック法

# 3 頭の後ろで手を組み、ひねってみる

**わかること** 肋骨中～上部のゆがみ

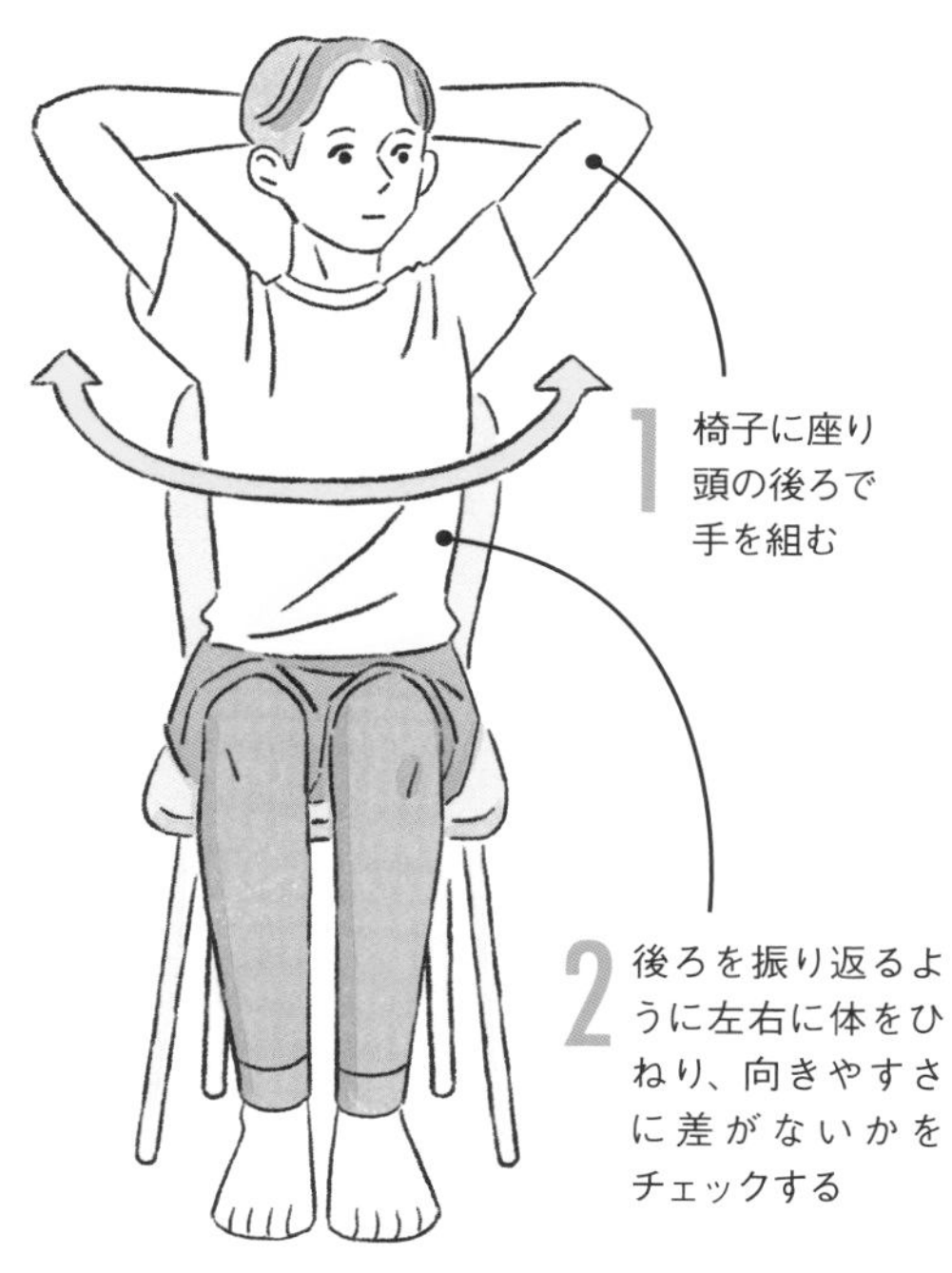


次に紹介するのは、肋骨の中でも中～上部のゆがみをチェックする方法です。やり方はチェック②「体を左右にひねってみる」によく似ていて、座った状態で左右に体をひねります。②との違いは、②が前ならえや両手クロスの姿勢でひねるのに対して、今回は頭の後ろで手を組んだ状態でひねるということです。

チェック②と連続でやっていただくと、より実感いただけると思いますが、②と③とでは伸ばす場所が違います。②では肋骨の下部が引っ張られる感じがするでしょうが、頭の後ろで手を組んでひねると、それよりも高い位置の筋肉が動きます。

さらに、両手をまっすぐ上げ、耳の後ろあたりにつけた状態でひねれば、肋骨の最上部を動かすこともできます。

そのため同じ肋骨のチェックでも、肋骨が複雑にゆがんでいる人の場合、②と③とでは結果が異なることがあります。つまり②のチェックでは右の方がひねりやすいけれど、③の「両手を後ろに組むパターン」だと左の方がひねりやすく、「両手を上げるパターン」だと右の方が深くまでひねりやすい、ということもありえるのです。

この場合、肋骨の下部は左側が、中央付近は右側が、上部は左側が硬く委縮していることになります。上半身がガタガタの状態ですが、特別レアなわけではなく、体を無頓着に使っている人には普通にありえるケースです。

ゆがみが見つかった方は79ページのエクササイズ②へ！

チェック法

# 4 ▸膝を立てて左右に倒してみる

**わかること** 骨盤のゆがみ（左右の傾き）

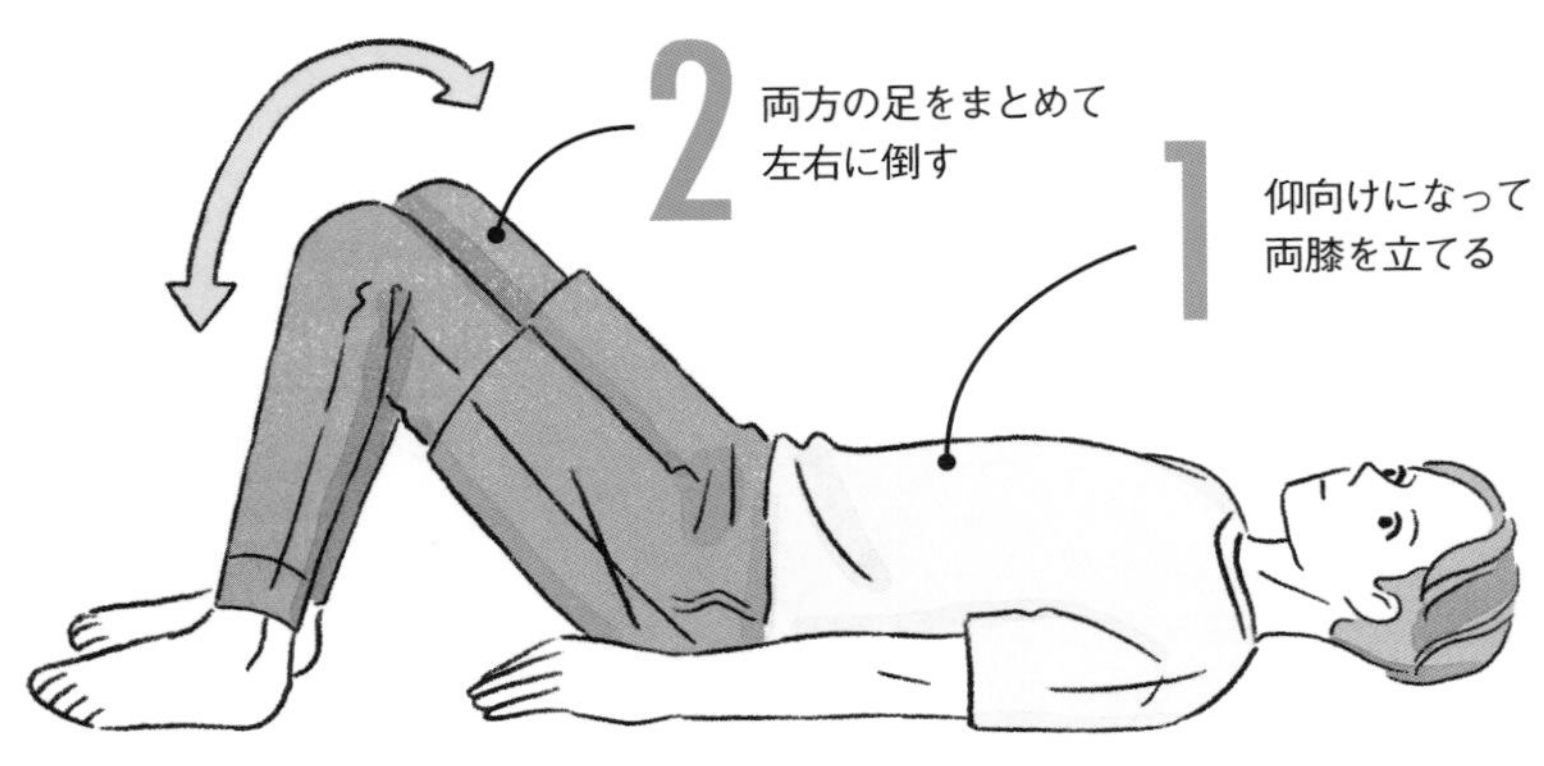


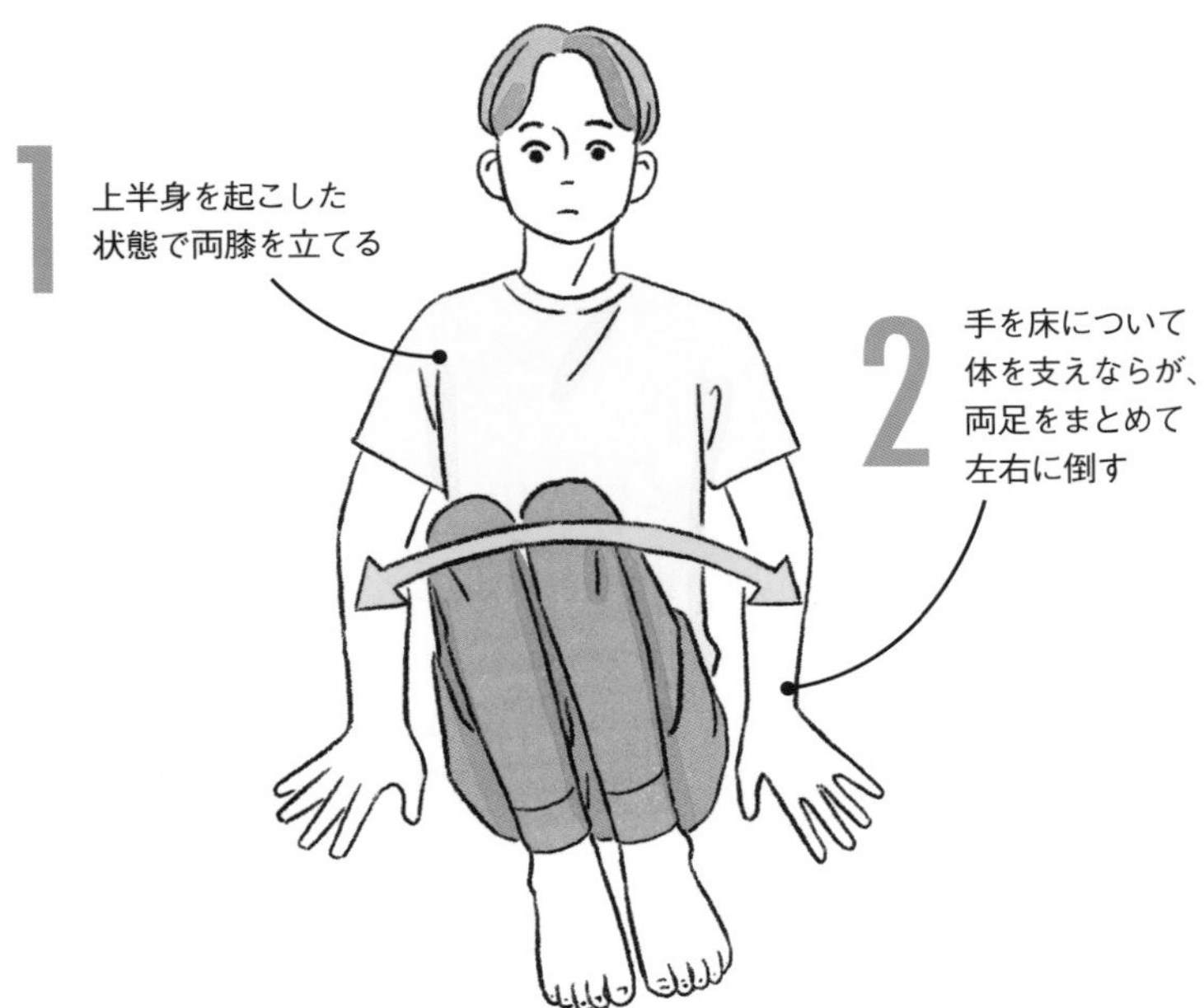

チェック法④は骨盤の傾きを見るもので、床などに寝た状態で行います。

まずは仰向けになって両膝を立て、両方の足をまとめて左右どちらかに倒してみてください。このとき骨盤にゆがみがあると、スムーズに足を倒すことができず、背中（肋骨）が浮き上がってしまいます。腰を床につけたまま足を倒すことができるようなら問題ありません。

腰が痛いという人は、左右どちらかがうまく倒せなくなっている可能性が高いです。それは、倒しにくい方の骨盤が後ろに傾いている証拠です。

ただ膝を倒すだけでは左右の違いがよくわからない方は、もう一つの方法を試してください。

床に寝そべるのではなく、上半身は起こした状態で両膝を立て、手を床について体を支えながら、両足をまとめて左右どちらかに倒します。ここでチェックするのは、左右差ではなく、倒したときの足の状態です。

このとき上にくる足（左に倒した場合は右足）の膝を、下にくる足の脛にぴったりつけることができれば正常です。それができず、こぶし１個分くらいの隙間が空いてしまう場合は、上にくる足側の骨盤が後ろに傾いていることを意味します。

チェック①が骨盤の前後のゆがみ（前傾／後傾）をチェックしたのに対して、今回は骨盤の左右の傾きや、腹斜筋および股関節のゆがみを確認しています。

ほとんどの場合、チェック①と同じ結果——つまり①で右足側に問題があった人は、こちらでも右足側が悪い（倒しにくい、隙間ができてしまう）という結果になりますが、チェックする対象が微妙に違うため、まれに異なる結果になることがあります。その場合は、骨盤まわりがより複雑にゆがんでいることを示唆しています。

ゆがみが見つかった方は80ページの**エクササイズ③**へ！

チェック法

# 5 ▸体を左右に倒してみる

**わかること** 肋間筋、腹斜筋の左右差

立っても
座っても
OK
1
両手を頭の
後ろで組む
2
上半身を横に倒し、
どこまで倒せるか
チェック

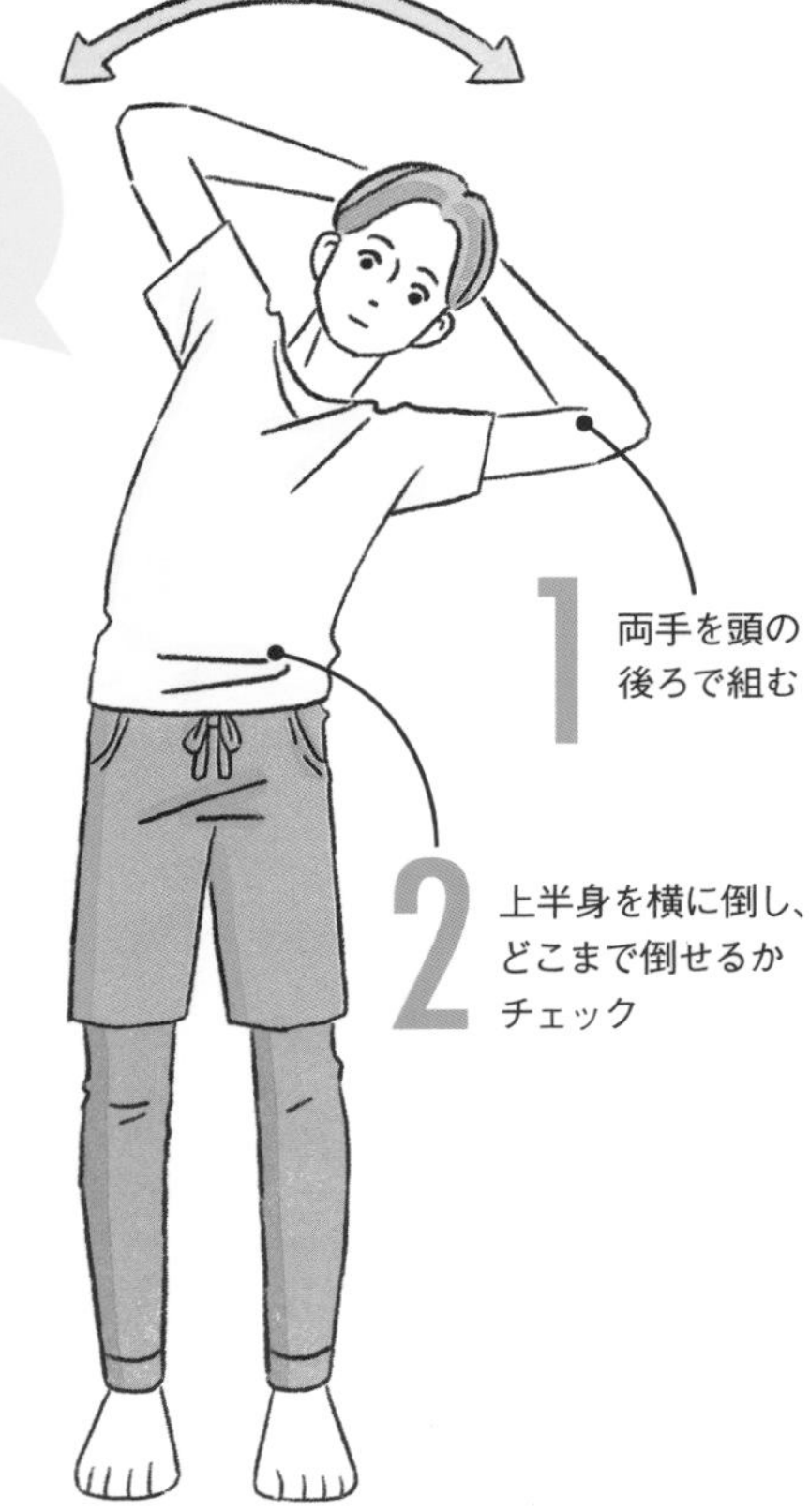

次はとてもシンプルな方法で、筋肉の硬さの左右差を見ていきます。

このチェック法は、立ってやっても座ってやっても、どちらでもかまいません。立つ場合は、肩幅くらいに足を開いてまっすぐに立ち、座る場合は、椅子に深く腰かけ背筋を伸ばしてください。その状態で両手を頭の後ろで組み、上半身を横に倒して、どこまで倒せるかチェックするのです。「右側はラクに倒せるけれど、左側は倒しにくい」というように、左右差を感じる方も多いのではないかと思います。

このチェック法でわかるのは、肋間筋、腹斜筋といった体のサイドラインの筋肉の状態です。たとえば「左側に倒しにくい」のは、右側の肋間筋・腹斜筋が委縮して伸びなくなっているためだと考えられます。

問題は、単に筋肉が硬くなっていることではなく、その硬さに左右差があることです。片方だけが硬くなってしまうと、筋肉と一緒に骨まで引っ張られ、骨格がゆがんでしまうからです。

ゆがみが見つかった方は81ページの**エクササイズ④**へ！

チェック法

# 6 ▶ 肩の高さを比べてみる

**わかること** 体のゆがみの有無

手ごろな鏡がない
場合は、近くにい
る人に見てもらっ
たり、写真を撮っ
てもらうのもよし。

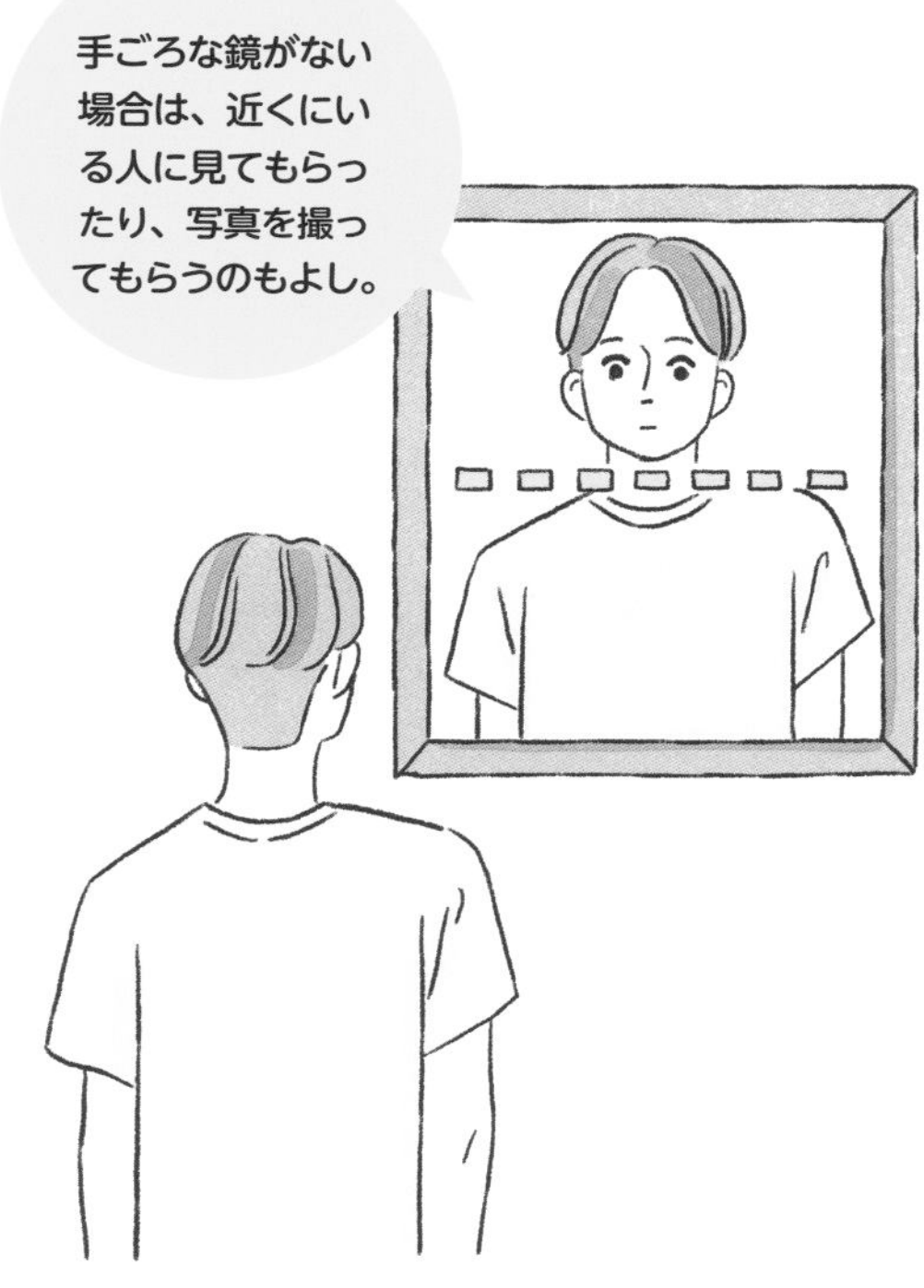

　このチェックでは、特別なことは何もしません。ただ鏡の前にまっすぐ立って、両肩の高さを見比べるだけです。

　肩の高さの左右差は、多くの人に当てはまります。「自分には関係ない」と思っている人でも、鏡や写真で自分の姿をよくよく見てみると、わずかに肩の高さが左右で違っていたりするものです。

　片方の肩だけが上がってしまうのは、ふだん体の片側ばかり使っていることが原因です。いつも同じ肩にバッグをかけたり、いつも同じ足を上にして組んだり、同じ側で頬杖をついたりしていると、使っている側の筋肉だけが委縮するからそちら側に引っ張られてしまうのです。

　肩の左右差は、肩まわりの筋肉がゆがむことで生じるケースが多いですが、それだけが原因とはかぎりません。たとえば骨盤が片側だけ上がっている人は、上がっている側の肩が高くなるというように、土台である骨盤や肋骨、背骨などがゆがんだ結果、肩の高さが変わるということも往々にしてあります。

　ですから、このチェック法だけでゆがみの元を特定することはできません。ただ、鏡さえあれば一瞬でゆがみの有無をチェックできる超簡単な方法としてご紹介させていただきました。

　鏡を見て肩の高さが違うことに気づいたら、他のチェック法でゆがみの場所を確認する、というようにご活用いただければと思います。

ゆがみが見つかった方は82ページの**エクササイズ⑤**へ！

チェック法

# 7 ▸ あぐらをかく足を入れ替えてみる

**わかること** 股関節と膝のゆがみ

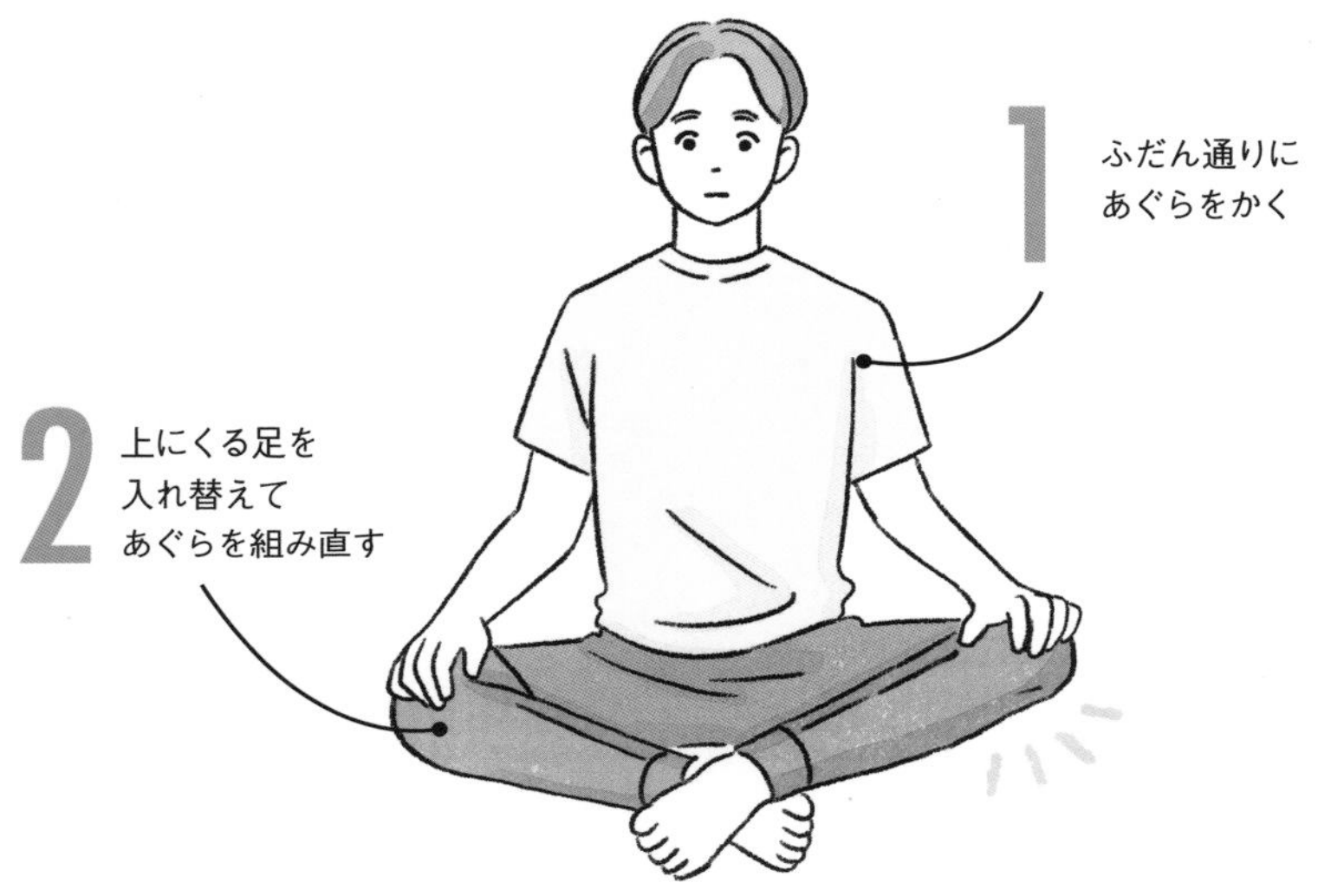


これは、あぐらの足を入れ替えて違いを観察するというもので、足が痛い人には必ずやってもらいたいチェック法です。

まずは特に何も意識せず、ふだん通りに床であぐらをかいてください。多くの人は、自分がラクだと思う組み方を自然と選択すると思います。

そうしたら次は、上にくる足を入れ替えて、あぐらを組み直してみてください。

最初の組み方と比べていかがでしょうか？　なんとなく違和感を覚えたり、足がうまく開かず、膝が持ち上がってしまったりすることはないでしょうか。中には「足が痛くて逆では組めない」という方もいるかもしれません。

それは主に太もも・膝がゆがんでいるサインです。片方の膝だけが高く上がってしまう場合は、そちら側の太もも・膝がゆがんでいるのです。

膝以外では、股関節の影響も考えられます。痛みなどの自覚症状がなく、どちらが原因かわからない方は、他のチェック法も併用することで、ゆがみの元を特定していきましょう。

ゆがみが見つかった方は83ページのエクササイズ⑥へ！

チェック法

# 8 ▶足の長さを比べてみる

**わかること** 股関節や骨盤のゆがみ

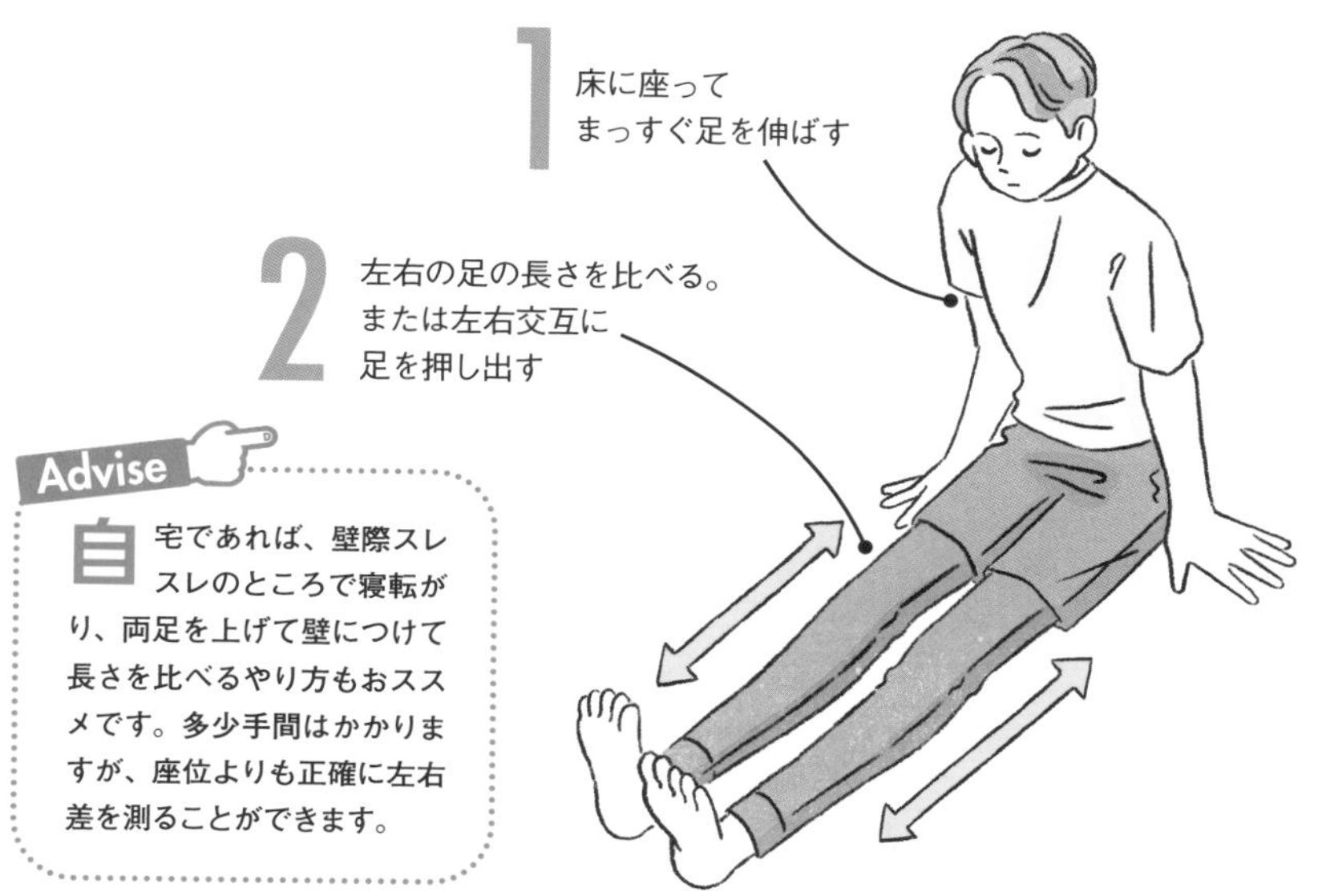


**Advise**

自宅であれば、壁際スレスレのところで寝転がり、両足を上げて壁につけて長さを比べるやり方もおススメです。多少手間はかかりますが、座位よりも正確に左右差を測ることができます。

人の足の長さは、基本的には左右同じです。ごくまれに、股関節の骨折や幼少期の形成不全で足の骨の長さが変わってしまっている人もいますが、そうした心当たりがないのに目視でわかるほどの違いが出ているとしたら、それは骨盤のまわりがゆがんでいるせいだと考えられます。

調べ方はとても簡単で、床に座ってまっすぐ足を伸ばし、左右の足の長さを比べるだけ。くるぶしあたりに注目して比較すると、骨盤のまわりがゆがんでいる人の場合２～３cmほどの差を確認できることがあります。

ただ、左右どちらかに傾いた座り方をしていると、足の長さを正確に比較することができません。そのため座り方にクセがある人は、座った状態から左右交互に足を押し出すように伸ばしてみて、どちらが伸ばしやすいかをチェックするのもいいでしょう。これで左右差がある人は、伸ばしにくい方の股関節に問題があると考えられます。

いずれにしても、足の長さが違うということは、短い方の骨盤が上がっているということなので、放置しておくと腰痛が悪化してしまいます。また、スポーツ選手の場合は、足の長さが違う状態で競技を続けると、膝まわりのケガにもつながりかねません。

ゆがみが見つかった方は84ページのエクササイズ⑦へ！

チェック法

# 9 ▸ 肩（両腕）を上げてみる

**わかること** 上体のゆがみ

1
両腕をゆっくり
前から挙げていく
2
後ろまで
伸ばす
このチェック法は
座って行うこと


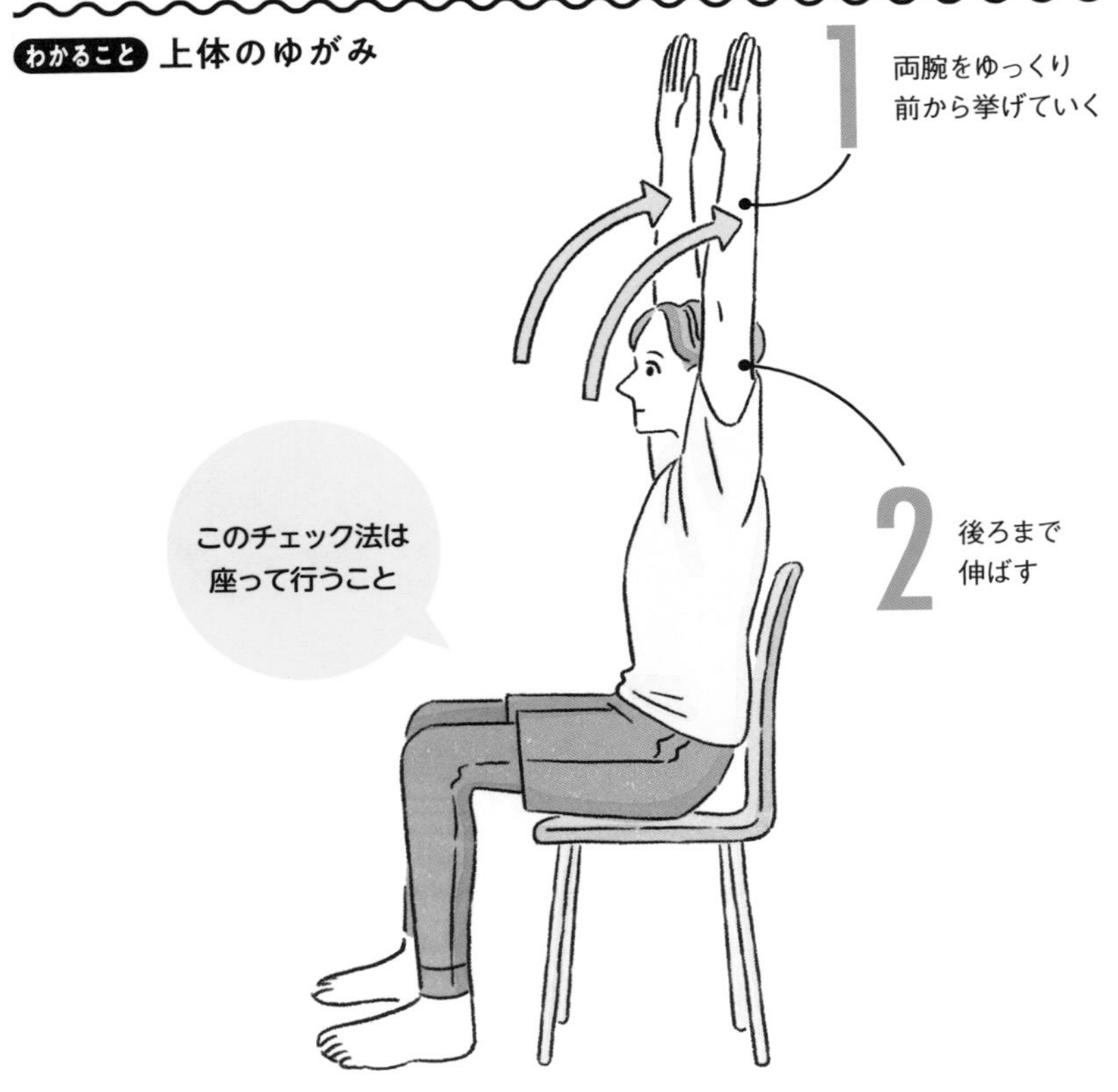

上体のゆがみを確認したいときは、両腕をゆっくり前から挙げていき、後ろまで伸ばせるかどうかをチェックしてみてください。「左手は耳の後ろまで行くけれど、右手は耳のあたりで止まってしまう」というように左右差がある場合は、上体がゆがんでいると考えられます。

原因の多くは肩まわりにあるので、チェック法⑥と結果が連動する人が多いと思います。チェック⑥で右肩が下がってしまっている人は、このチェック法でも右腕が上がりにくいといった具合です。

なお、このチェックは座って行ってください。立ってやると下半身の要素も入ってしまい、正確性が低くなるからです。

ゆがみが見つかった方は82ページの**エクササイズ⑤**へ！

# 第4章

# 1回10秒でリフレッシュ！ゆがみリカバリーエクササイズ20

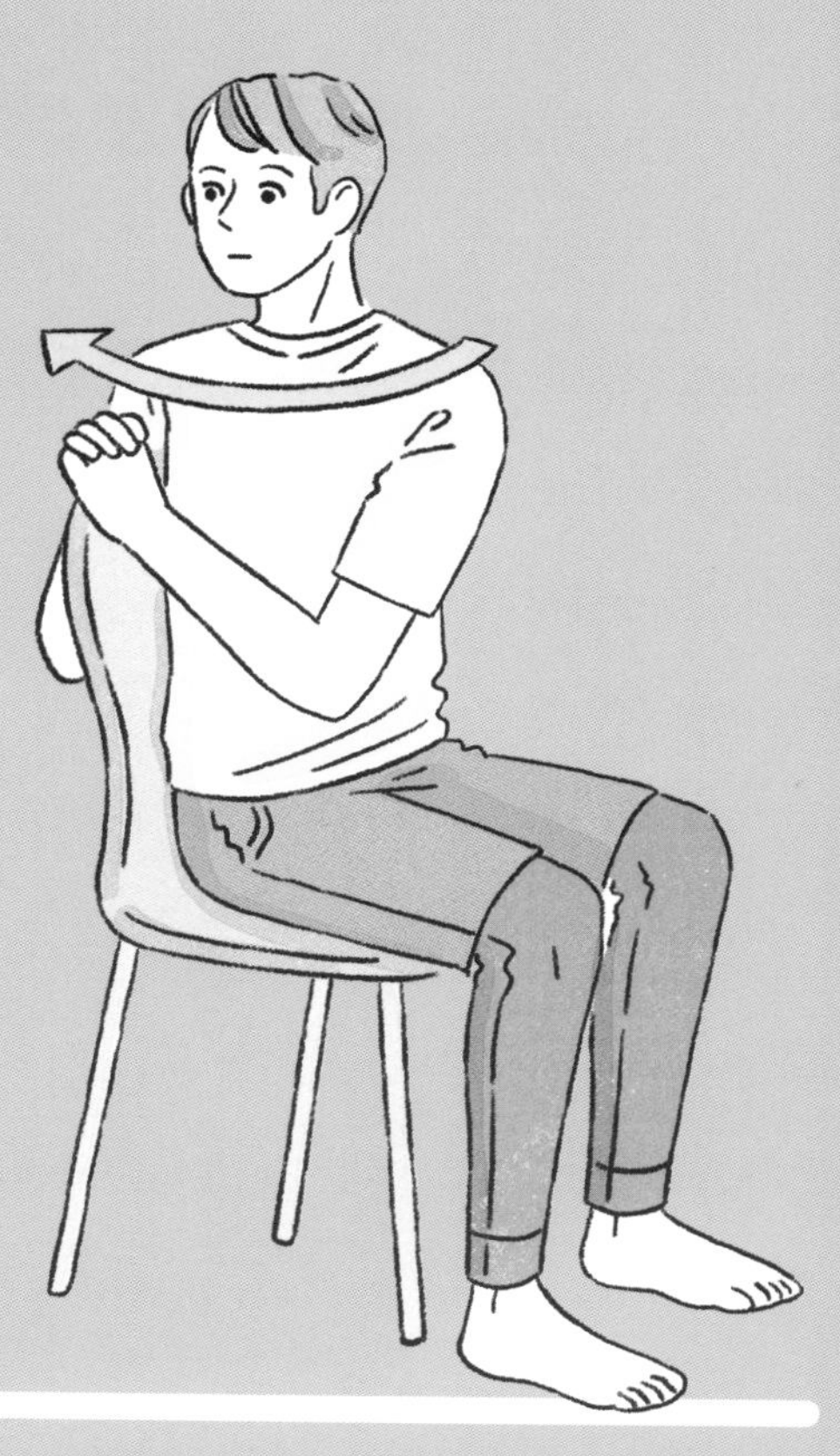

## 体のゆがみは、体の一方が硬くなり、一方が緩むことで起きる

第3章のチェック法を一通り試していただいたことで、自分の体のどこがどのようにゆがんでいるのか、ご自身の課題が具体的に見えてきたと思います。

そのゆがみを取るためのエクササイズに入る前に、もう一度、ゆがみのメカニズムをおさらいしておきましょう。体の構造を理解し、どこをどう直そうとしているのか意識しながらエクササイズを行うことで、より高い効果が見込めるからです。

一番のポイントは、ゆがみというのは骨ではなく筋肉の問題だということです。

筋肉も骨も内臓も、体のあらゆる構成要素は「筋膜」という膜に覆われてつながっています。そのため筋肉の一部が硬くなったり、あるいは筋膜自体が硬くなったりすると、それに引っ張られて骨格までゆがんでしまうのです。

もしも人体に筋肉や筋膜がなく、骨だけでできているとしたら、ゆがみが生じることはありません。

理科室にある骨格標本を思い浮かべてください。あの標本の頭蓋骨をつかんで上に持ち上げたとしたら、頭からつま先まで何の抵抗もなく、重力の命ずるまま真下にプラ～ンと伸びることでしょう。骨とは本来そういうもので、骨が左右に引っ張られたり、前後に傾いたりするのは、筋肉とつながっているからこそ起きる現象なのです。

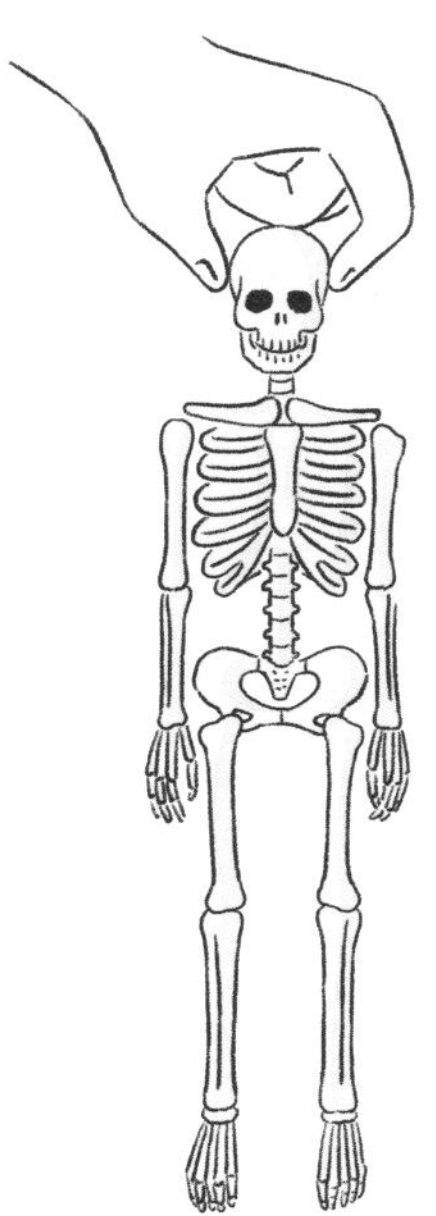


では、筋肉がどうなったときに骨格がゆがむかというと、前後左右で不均等が生じたときです。体の一方が硬くなり、一方が緩んだときにゆがみが生じ、体がゆがむことでさまざまな不調が起きるのです。

ですからエクササイズをするときも、骨をどうこうしようと考えるのではなく、あくまでも硬くなっている側の筋肉を柔らかくほぐし、緩んでいる側の筋肉を引き締めることをイメージしながら行うようにしてください。

## ゆがみ矯正は超簡単！ たった10秒のリカバリーで人生が変わる！

私たちの体は、スポーツや日常生活で日々ゆがんでいきます。ゆがみは私たちの心身にさまざまな悪影響をおよぼしますが、直し方さえ知っていれば、さほど恐れることはありません。

なぜなら、ほとんどのゆがみはたった10秒のリカバリーで改善するからです。場所によっては10秒もかからず5秒くらいで直ってしまうこともあります。

そうなのです。ゆがみを直すのは、実は簡単なのです。

ただし、1回10秒の効果がいつまで続くかは、ゆがみの度合いによって変わってきます。昨日今日できたようなちょっとしたゆがみなら、1回10秒で完治してしまうこともありますが、長年にわたって蓄積された頑固なゆがみは、1回10秒でとりあえずは直るものの、筋肉が完全に回復するには至らないので、徐々に効果が薄れ、1日ほどでゆがみが復活してしまうこともあります。

でも、それでもいいのです。

1日後にゆがみが戻ってしまったら、またリカバリーすればいいだけの話です。考えてもみてください。わずか10秒間エクササイズをするだけで丸1日ラクに過ごせるなら、そんな簡単なことはないでしょう。しかも、そのように毎日10秒のエクササイズを続けていけば、凝り固まった筋肉もやがてほぐれていって、1日しか持続しなかった効果が3日、1週間と続くようになり、いつかは完全に直ります。

だから「最近疲れ気味だな」「ちょっと体が痛いな」と思ったら、まずは第3章のチェック法でゆがみをあぶりだし、ゆがみ方に応じたリカバリーを10秒やって体を直す。それを習慣化できれば、あなたは今後ゆがみとは無縁の人生を送ることができるでしょう。

本章でこれからご紹介するエクササイズは、すべて1回10秒以内でできるものです。

中には「もっとやりたい！」と思う方もいるかもしれませんが、一般の方が無酸素運動（筋肉にぐっと力を入れてパワーを出す運動）を持続できるのは8～10秒程度と言われています。つまり、それ以上続けても疲れて力が入らなくなり、効果が落ちてしまうのです。

10秒間、硬くなった筋肉を伸ばす。あるいは10秒間、緩んだ筋肉を縮める。前後左右の筋肉の硬さや強さのアンバランスを整えるには、それだけで十分です。

一度に長時間やるよりも、毎日10秒のエクササイズを細く長く続け、習慣化することを目指してほしいと思います。

## 1回10秒！ゆがみリカバリーエクササイズ20

ここからは、ゆがみの解消に特化したエクササイズを3ステップにわけてご紹介します。

ステップ1は、特定の部分を集中的にケアするエクササイズです。第3章のチェックで骨盤が後傾していると判明した人は、骨盤後傾に効く①のエクササイズを行うというように、各自のゆがみに対応したものを選んで実施してください。

なお、人間の体は筋膜で全身つながっているので、ある部分のゆがみが解消されると、体の別の部分も整っていくということがよくあります。たとえば肋骨のゆがみが直ると、肋骨神経痛など肋骨がらみの不調が治るだけではなく、肩こりや腰痛までよくなることがあるわけです。

ですから「どうせなら部位別ではなく、ステップ2の『全身に効くストレッチ』をやった方が効率的なのでは」と思ったとしても、まずは自分が一番ゆがんでいる部分のケアからはじめてください。そうすれば、少なくとも今現在の悩み（痛みや疲労）は確実に改善するし、場合によっては全身に効果が波及するかもしれません。

ステップ2は、まさにその「全身に利くエクササイズ」です。第3章で複数のチェック項目に引っかかった人は、こちらをやってみるのがいいでしょう。部位別のエクササイズで全身がよくなることも多々あるとはいえ、最初から複数のゆがみがあることがわかっている場合は、ステップ2の全身エクササイズをした方がより確実です。

全身エクササイズとしては7種類のメニューをご用意しました。特に効果が大きく違うわけではないので、いろいろ試してみて、自分が取り組みやすいもの、毎日できそうなもの、やっていて気持ちがいいものを選んでいただければ結構です。

ただし1つだけ絶対に気をつけてほしいことがあります。それは、左右同じ回数をやるのではなく「やりにくいな」と感じた方を1回多くやってほしいのです。

やりにくいということは、そちら側の筋肉が凝り固まっているということです。ですから左右同じようにやっていては、いつまでたっても左右の差がなくなりません。いわんや、やりやすい方ばかりやっていたら、ゆがみがどんどん強調されて悪化してしまいます。

第3章の冒頭で「万人に効くエクササイズはない」と申し上げたことを思い出してください。いくらゆがみの部位を問わず全身に効くエクササイズであっても、自分の体の反応を無視したやり方では、ゆがみが直るどころか逆効果になってしまうのです。

ですから全身トレーニングは、できれば「やりにくい方」からはじめてください。右は簡単にできるけれど左はやりにくいという場合は、まず左を1回10秒、次に右を1回10秒、最後に左をもう1回10秒というように、合計30秒のトレーニングとして実施するのがベストです。

ステップ1または2を行うだけでも十分な効果が期待できますが、本当にゆがみが取れたかのか、どれだけ改善されたのかを確認したい方は、最後にステップ3の「チェック兼エクササイズ」を試してください。

これはその名のとおり、ゆがみの有無や度合いをチェックしつつ、同時にリカバリーもできるという便利なエクササイズです。ステップ1～2を行った後なら、ゆがみはほぼ取れているはずなので、チェックだけで終わってもいいですし、さらに矯正したいときはエクササイズに進むというように活用するといいでしょう。

セルフリカバリーに慣れてきたら、第3章のチェックは飛ばして、このチェック兼エクササイズだけを実施することにしても大丈夫です。

EXERCISE

# 01 ▸ 足上げ抵抗

**効果** 骨盤の後傾を戻す

**お手軽度** ★★☆☆☆

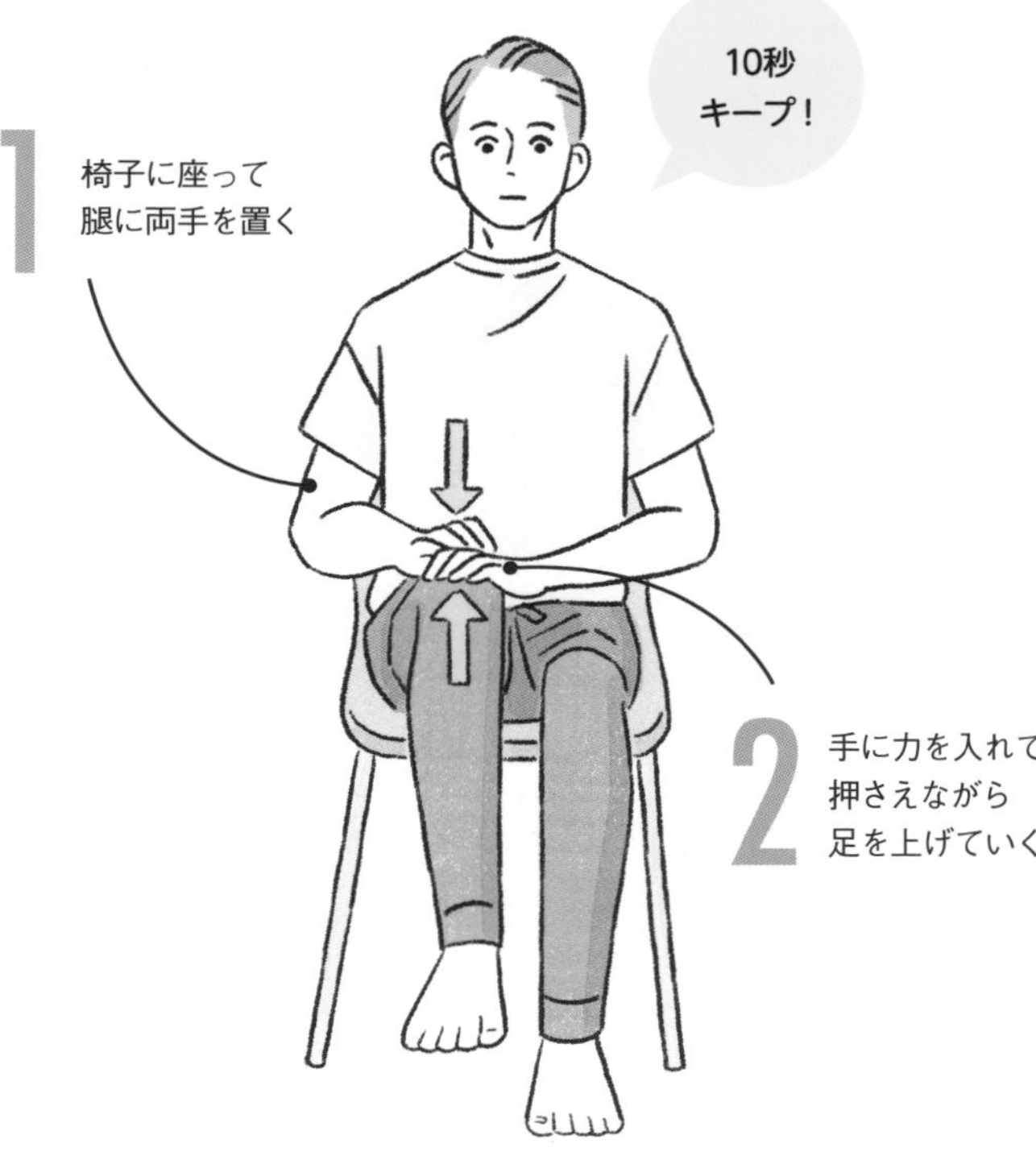


これはチェック法①「足を上げて左右差を見る」に対応するエクササイズです。足の上がり方に左右差がある人は、上がりやすい側の骨盤が後傾しているので、逆側に押して戻しましょう。

やり方はとても簡単で、椅子に腰かけて「上がりやすい方の足」の腿に両手を置き、ぐっと力を入れて押さえながら、その状態で足を上げていきます。

上から押さえつけているので、足を上げるには相当な力がいりますが、頑張って上げられるところまで上げて10秒キープしてください。10秒はきついという人は、５秒でもかまいません。この抵抗運動により、後傾していた骨盤を正常の位置に戻すことができます。

STEP 1
STEP 2
STEP 3

EXERCISE

# 02 ▸肋骨矯正ストレッチ

**効果** 肋骨のゆがみ **お手軽度** ☆☆☆☆☆

1 椅子のへりをつかみ、体をひねりにくい方にぐっとひねる

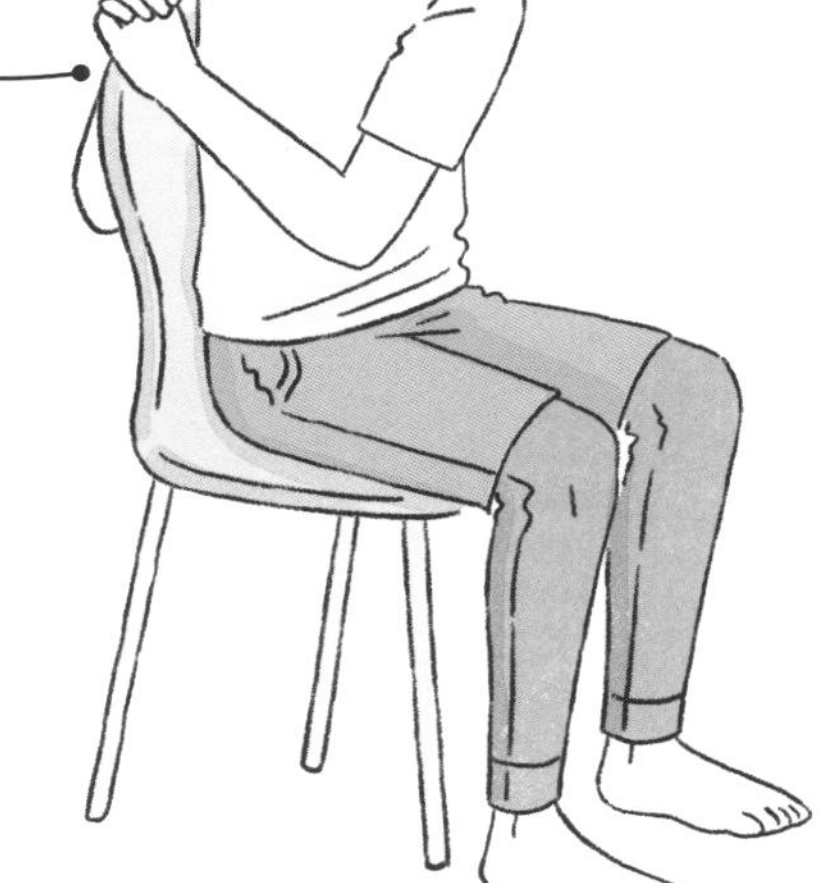


**Advise**

屋外などで椅子がない場合は、立って行うことも可能です。

その場合は、壁際10センチくらいのところで、ひねりにくかった方（左側にひねりにくかった人は、体の左側）に壁が来るように立ち、足はそのまま壁側に体をひねり、手を壁について10秒キープします。椅子の背もたれの役目を壁に果たしてもらうことで、硬い方にもひねりやすくしているわけです。

チェック法②「体を左右にひねってみる」や③「頭の後ろで手を組み、ひねってみる」で肋骨のゆがみが判明した方は、この方法を試してください。肋骨全体に効くストレッチなので、肋骨がゆがんでいる位置（上部か下部か）を問わず矯正できます。

やり方は、チェック法②や③でひねりにくかった方に向かってぐっと体をひねって10秒キープするだけです。といっても、もともとひねりにくい方にひねるので、何かの助けを借りないとひねった状態をキープするのは難しいでしょうから、椅子があれば椅子に座り、背もたれのへりをつかんで、腕の力も借りながら回旋させてください。

上半身のいろいろな場所が伸びているのが感じられると思いますが、なるべく肋骨に意識を集中して行うのがポイントです。

なお、チェック②と③で結果がバラバラだった人（②では右側がひねりにくかったのに③では左側だった人など）は左右両方やってください。

EXERCISE

# 03 ▸ 足クロス背伸び

**効果** 骨盤の傾き、股関節のゆがみ　**お手軽度** ☆☆☆☆☆

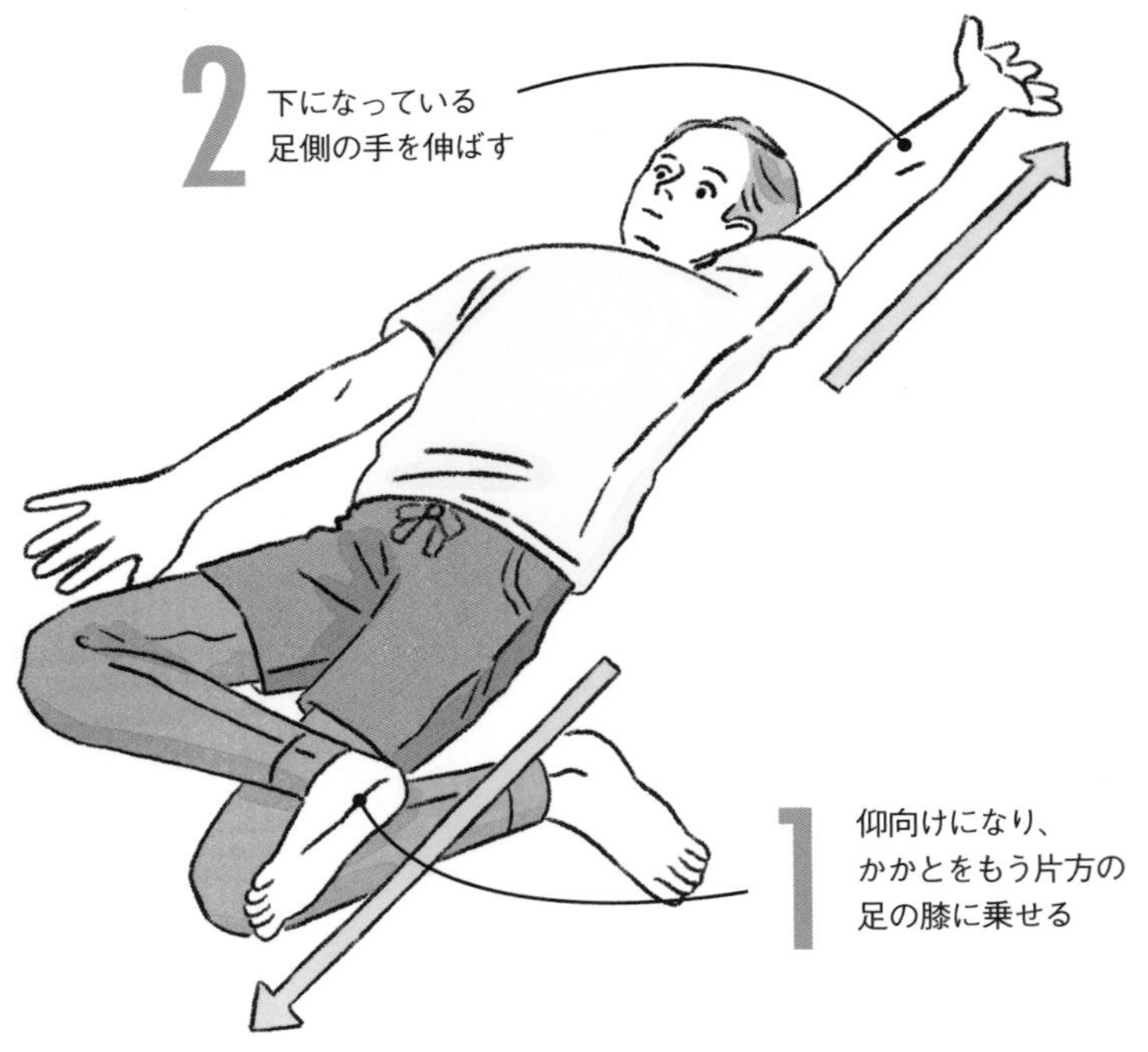


チェック法④「膝を立てて左右に倒してみる」に引っかかった方は、このエクササイズで骨盤や股関節のゆがみを解消しましょう。

これは簡単に言えば、チェック法④で倒しにくかった方の足を下にしてクロスし、寝転がって背伸びをするというものです。左側に倒しにくかった人は、左足を「横座り」のように軽く曲げ、右足は「あぐら」の状態に曲げ、かかとを左足の膝に乗せてクロスする。さらに左手を頭上に伸ばし、寝転がった状態で背伸びをするのです。

このエクササイズを行うことで、脇腹の筋肉である腹斜筋や、肋骨と肋骨の間の肋間筋、さらには股関節や骨盤など、体のサイドライン全体を伸ばして整えることができます。

寝転がる必要があるため、いつでもどこでもというわけにはいきませんが、とても気持ちがいいストレッチなので、両側やりたくなったらやっていただいてもかまいません。ただし、左右同じ回数ではゆがみの解消にはならないので、ゆがんでいる・硬くなっている方を１回多くやるのを忘れないでください。

STEP 1
STEP 2
STEP 3

EXERCISE

# 04 ▸ 側屈

**効果** 肋間筋、腹斜筋を伸ばす　**お手軽度** ☆☆☆☆☆

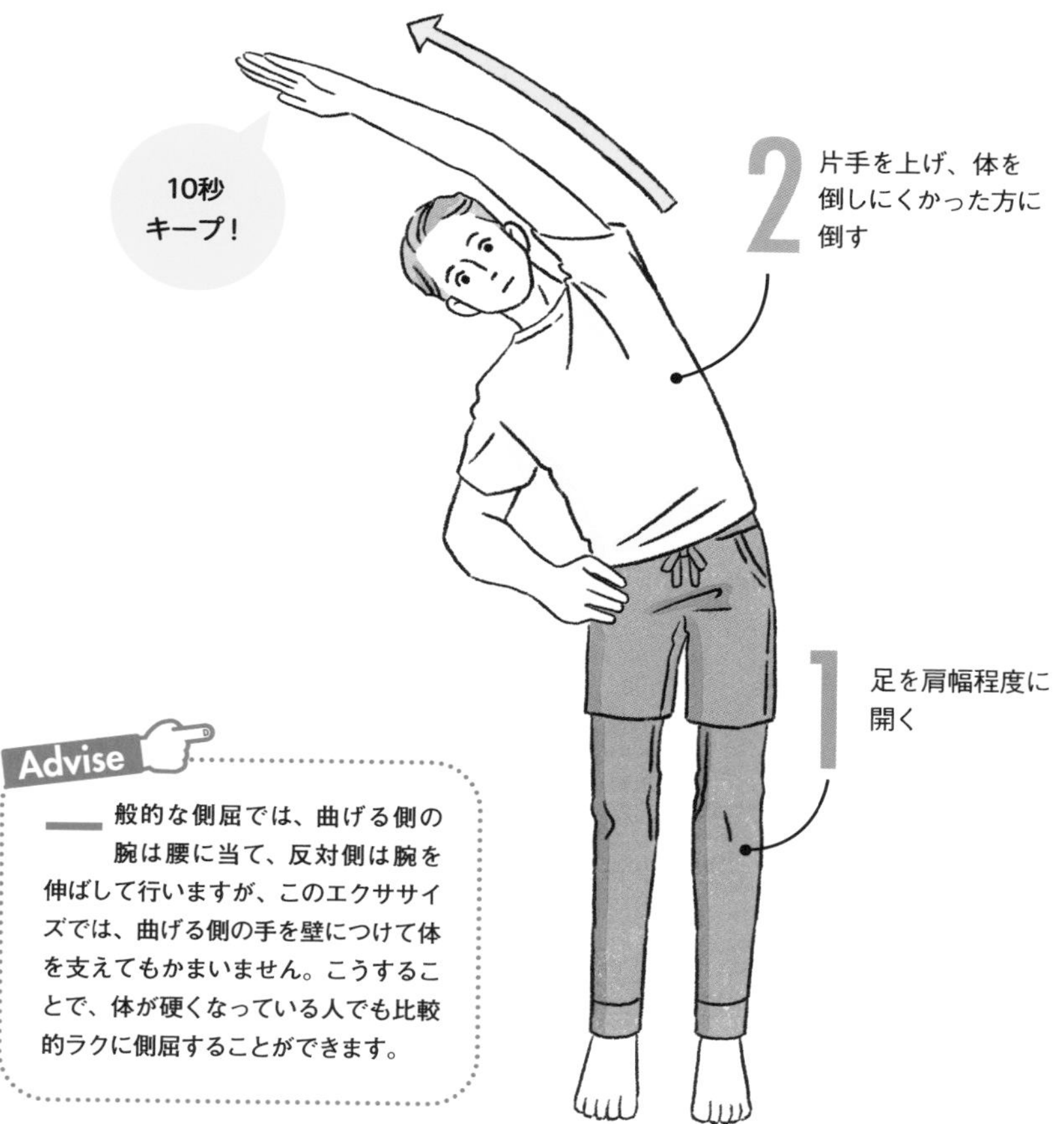


**Advise**

―― 般的な側屈では、曲げる側の腕は腰に当て、反対側は腕を伸ばして行いますが、このエクササイズでは、曲げる側の手を壁につけて体を支えてもかまいません。こうすることで、体が硬くなっている人でも比較的ラクに側屈することができます。

チェック法⑤「体を左右に倒してみる」で左右差があった方には側屈がおススメです。

側屈は、足を肩幅くらいに開き、体を左右どちらかに倒して肋間筋や腹斜筋を伸ばす体操のこと。体育の授業などでもおなじみのポピュラーな体操ながら、日常ではめったに行わない動作なので、いつの間にか体が曲がらなくなっている人も少なくありません。

ゆがみ矯正を目的として行う場合は、チェック法⑤で倒しにくかった方向に体を倒し、10秒キープします。

EXERCISE

# 05 ▸片手シュラッグ

**効果** 肩を引き上げる（縮める） **お手軽度** ☆☆☆☆☆

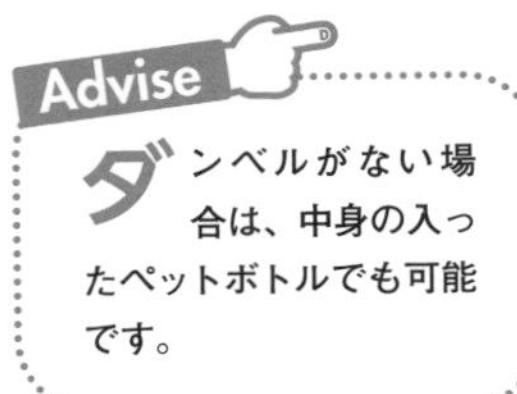

2
肩を後ろに
回すように
引き上げる
10回
動かす
1
軽めの
ダンベルを
片手に持つ

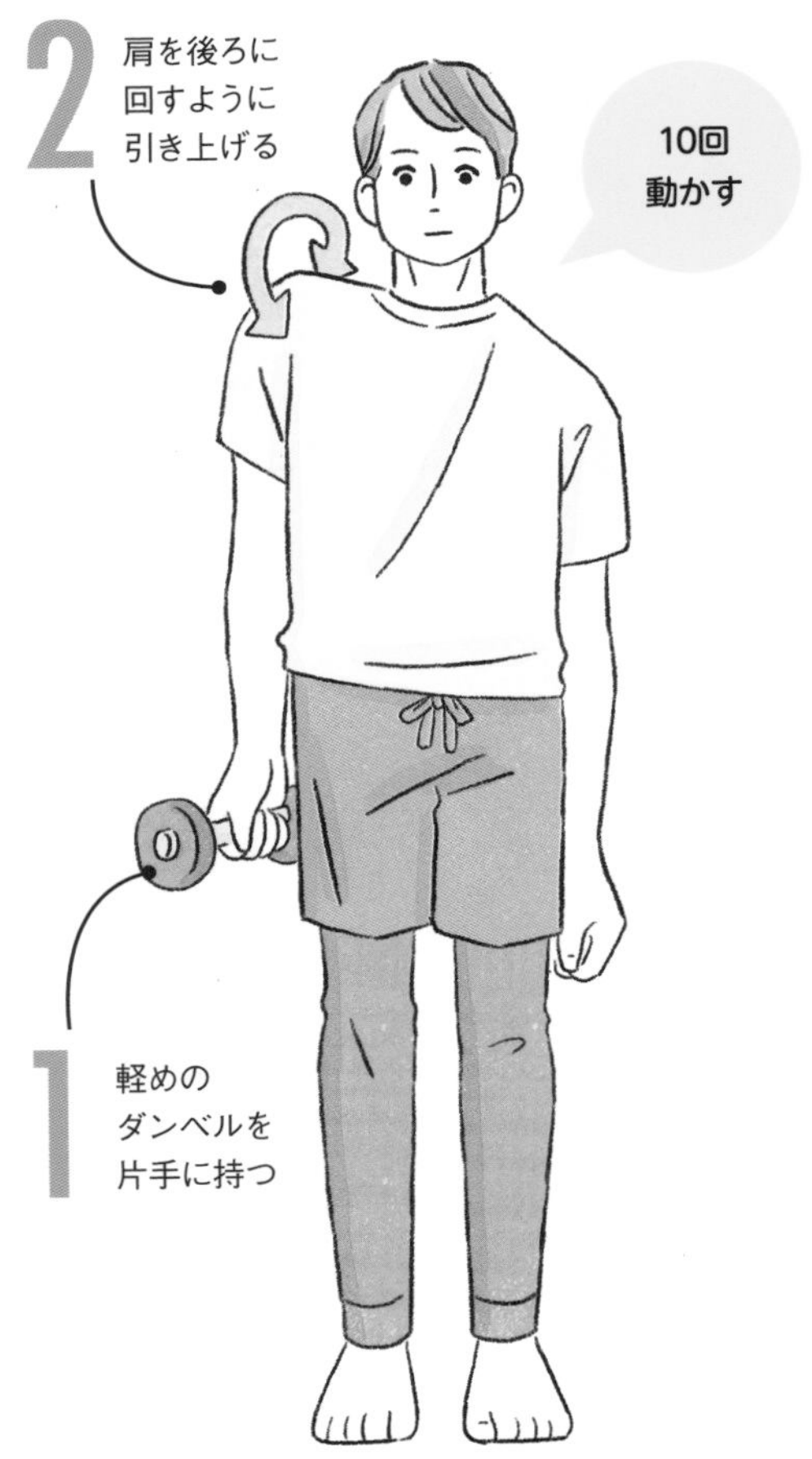

チェック法⑥「肩の高さを比べてみる」で左右差があった方は「片手シュラッグ」を試してみてください。

シュラッグというのは、ダンベルなどを持って肩を引き上げるエクササイズです。一般的には両肩を同時に鍛えるエクササイズですが、ゆがみを矯正する場合は伸びてしまっている方の肩――チェック法⑥なら下がっている方の肩のみ行います。

500g～１kgくらいの軽めのダンベルを片手に持って、肩を後ろに回すようにして引き上げます。腕は曲げず、肩を動かすようにしてください。これは10秒ではなく10回やるといいでしょう。

本章の冒頭でも述べたように、ゆがみは体の一方が硬くなり、一方が緩むことで生じます。ですからゆがみの矯正は、伸びている方を縮めるか、縮んでいる方を伸ばすか、もしくは両方ワンセットで行うかという３通りのアプローチがあります。

本書では、一般の方でも取り組みやすいものをという観点から、縮んだ筋肉を伸ばして柔らかくするエクササイズを多く収録しましたが、この片手シュラッグは、伸びきってしまった筋肉を鍛えて縮めるトレーニングに分類できるものです。

STEP 1
STEP 2
STEP 3

EXERCISE

# 06 ▸内ももの外回しストレッチ

**効果** 膝のゆがみを取る　**お手軽度** ☆☆☆☆☆

10回
ねじる
2
両手を使って
内ももの筋肉を
外側にねじる
1
ねじれている方の
足を上にして
あぐらをかく

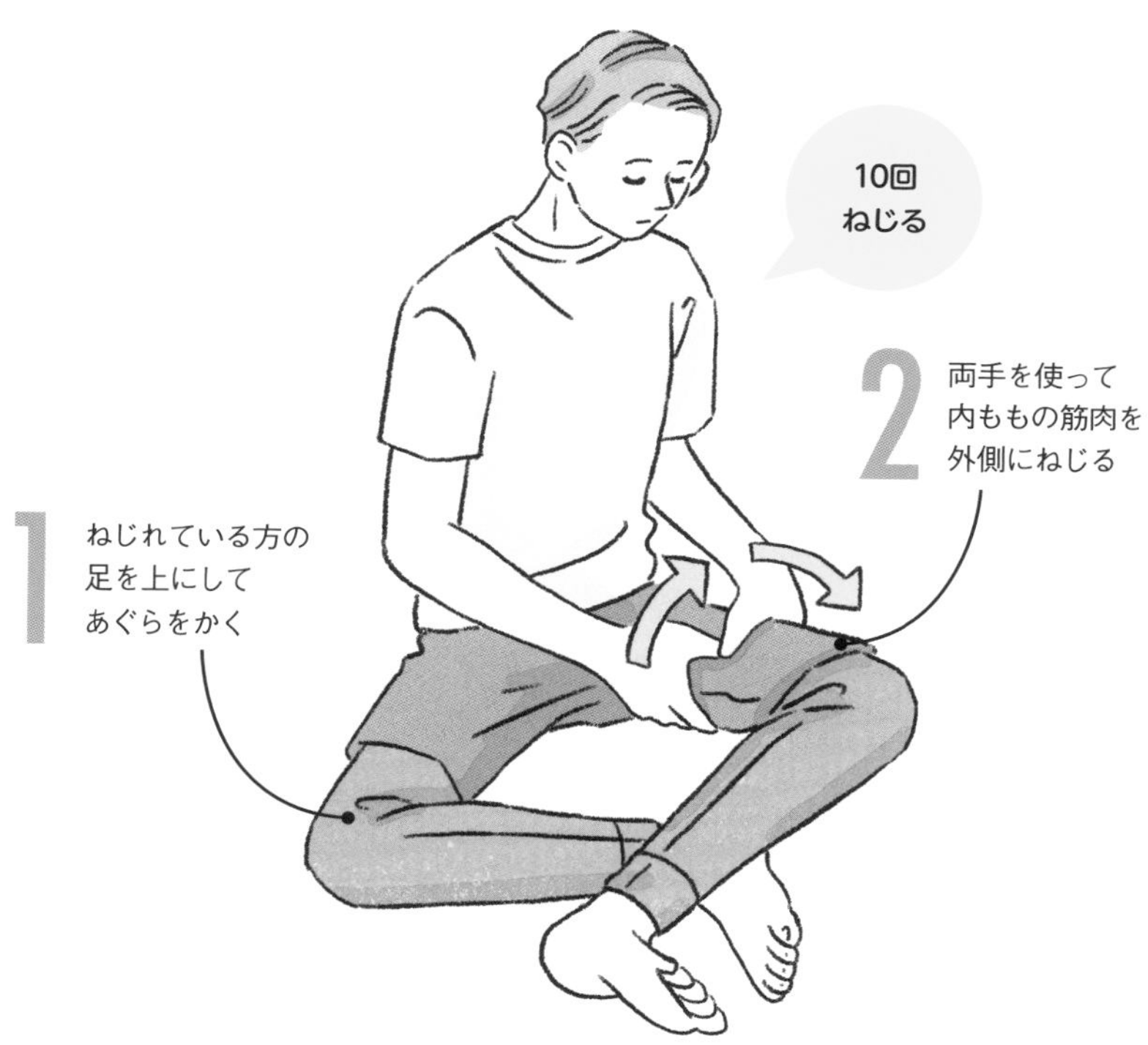

チェック法⑦「あぐらをかく足を入れ替えてみる」で片方の足だけうまく開けなかった人は、そちら側の太ももの筋肉が内側にねじれています。内側にねじれた筋肉を元に戻すには、反対方向、つまり外側にねじるのがもっとも手っ取り早い方法です。

やり方は簡単で、ねじれている方を上にしてあぐらをかき、両手を使って物理的に太ももの内側の筋肉をつかんで外側にねじるだけです。力の入れ方は、軽く肩をもむくらいでかまいません。

これを10秒もやっていると、だんだんとねじれが正常に戻り、あぐらをかいている足が自然と開いてくるはずです。

足が開いてくるということは、筋肉の緊張が解けてリラックスしてきたことを意味します。このタイミングで改めてチェック法⑦を試してみると、きっと左右均等にあぐらをかけるようになっているはずです。

EXERCISE

# 07 ▸片足背伸びストレッチ

**効果** 足の長さを整える　**お手軽度** ★☆☆☆☆

1 仰向けになり
バンザイをする
10秒
キープ！
3 肋骨～腰あたりを
意識しながら背伸び
2 足が短い方を
まっすぐに伸ばし、
つま先を内側に倒す。
もう片足は膝を立てる

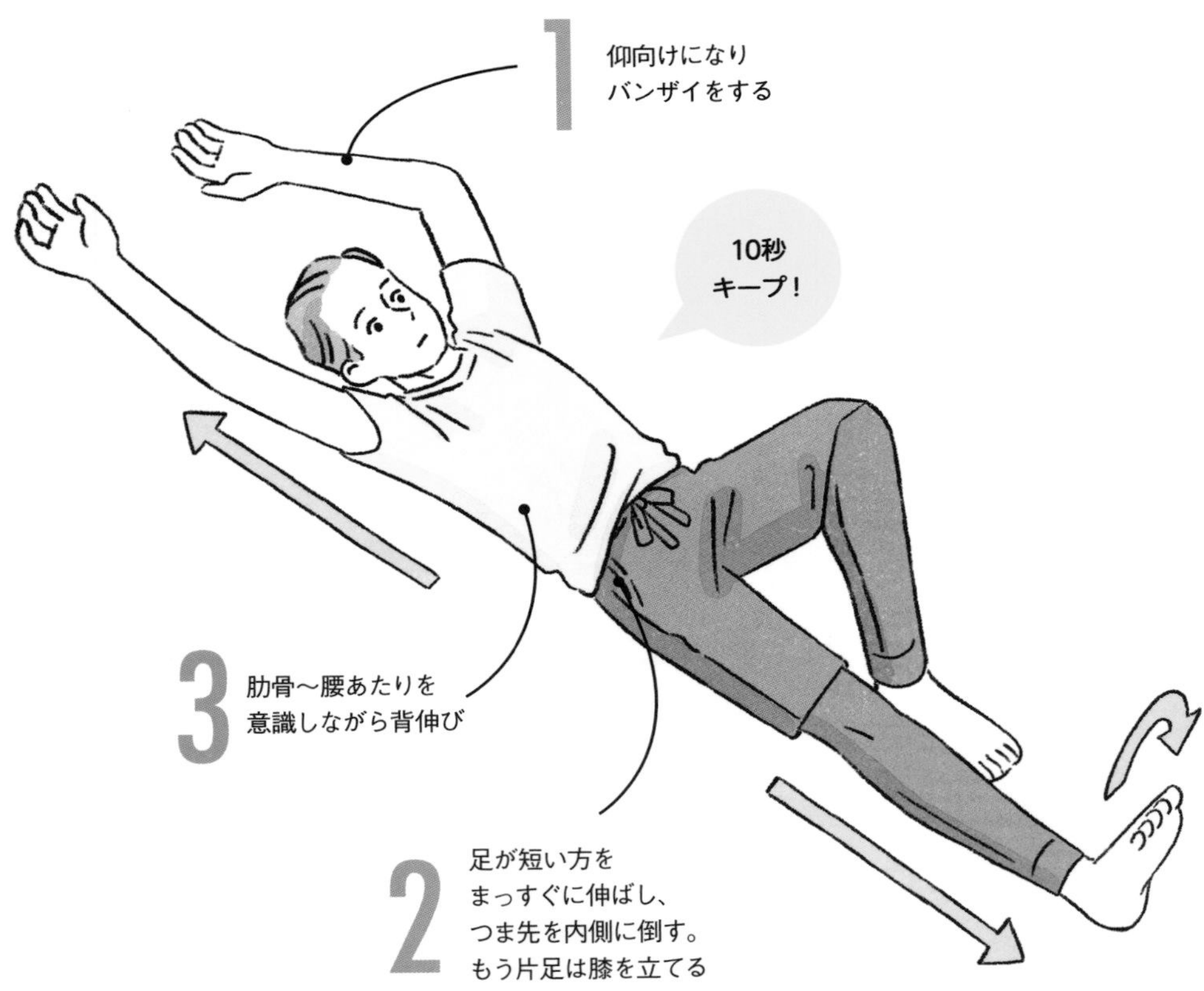

チェック法⑧「足の長さを比べてみる」で左右差が認められた人は、骨盤のバランスが崩れていると考えられます。右足が短い人は、骨盤が右上がりに傾斜しているから、それに引っ張られて右足が短くなっているというわけです。

なぜ骨盤の高さが変わるかというと、主たる原因は、肋骨から腰にかけての筋肉が片側だけ縮こまって骨盤を引っ張り上げるからです。ということは、肋骨から腰にかけての筋肉をほぐして伸ばしてあげれば、骨盤の傾斜が解消して足の長さも均等に戻るということになります。

サイドラインを伸ばすストレッチはいろいろありますが、この場合は寝転んだ状態で行う「片足背伸びストレッチ」がおススメです。

右足が短いケースで説明すると、まず仰向けに寝転がってバンザイをした姿勢から、左足は膝を立て、短い右足だけをまっすぐ伸ばして、つま先を内側に倒します。そして、右サイドの肋骨〜腰あたりを伸ばすことを意識しながら背伸びをするのです。これを10秒キープすればサイドラインが伸びて骨盤の高さが戻り、足の左右差も解消されます。

EXERCISE

# 08 ▶壁ぺたストレッチ

**効果** 主に胸椎を伸ばす

**お手軽度** ☆☆☆☆☆

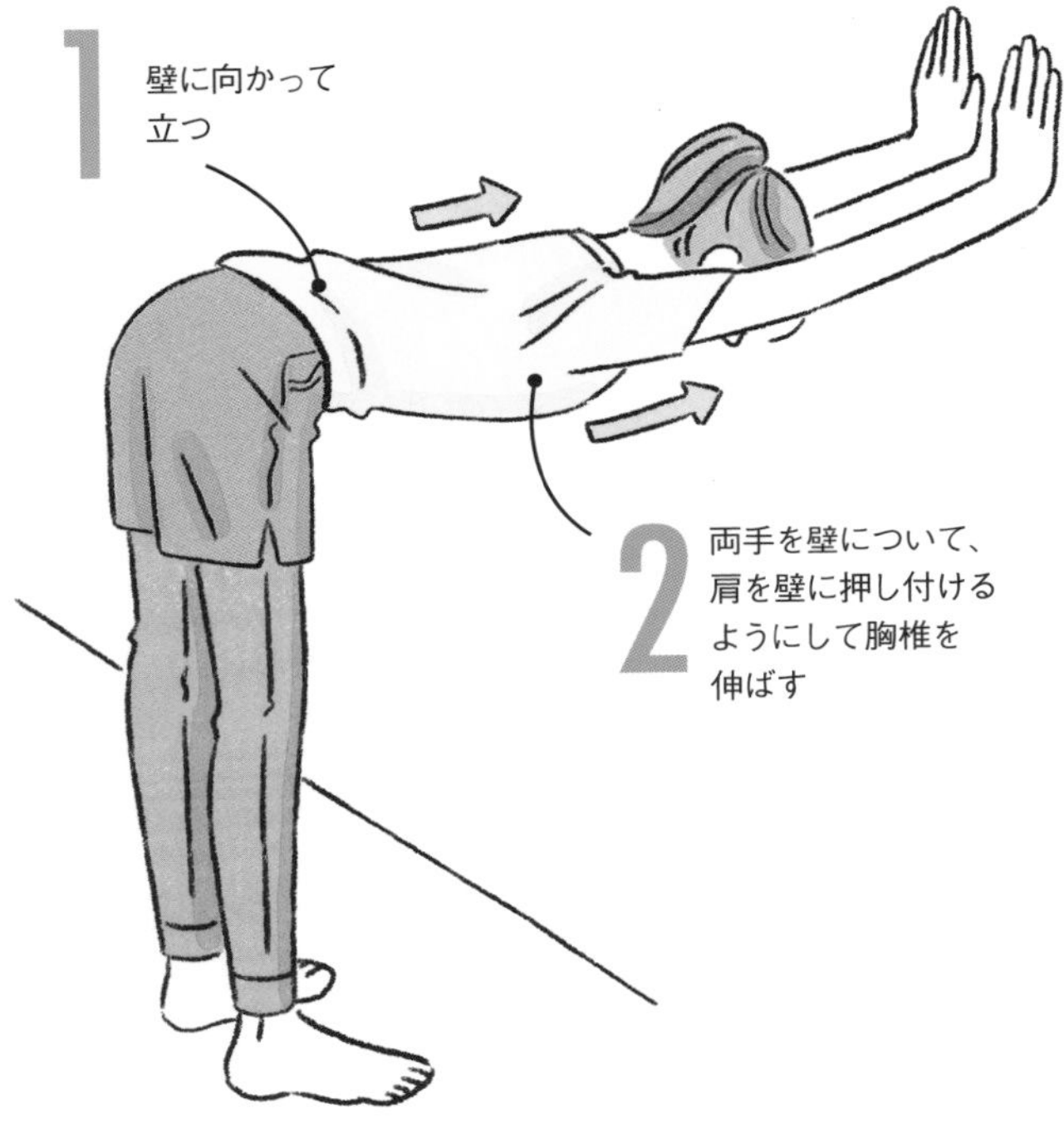


ステップ②では、全身に効果があるエクササイズをご紹介します。先述のとおり、第３章のチェックで複数の項目に引っかかった方には特におススメのメニューになります。

まずは壁際で行う「壁ペタストレッチ」をやってみましょう。壁に向かって立ち、両手を壁について、肩を壁に押し付けるようにして胸椎を伸ばす。シンプルながら効果抜群のストレッチです。

胸椎がゆがむと、体のあちこちがゆがみます。逆に言えば、胸椎のゆがみが取れると、それに付随して悪くなっていたほかの部分も改善することが多いので、すべての方に試してほしいリカバリーと言えます。

STEP 1
STEP 2
STEP 3

EXERCISE

# 09 ▶ コブラ

**効果** 主に肩甲骨を外旋させ巻き肩を解消 **お手軽度** ☆☆☆☆☆

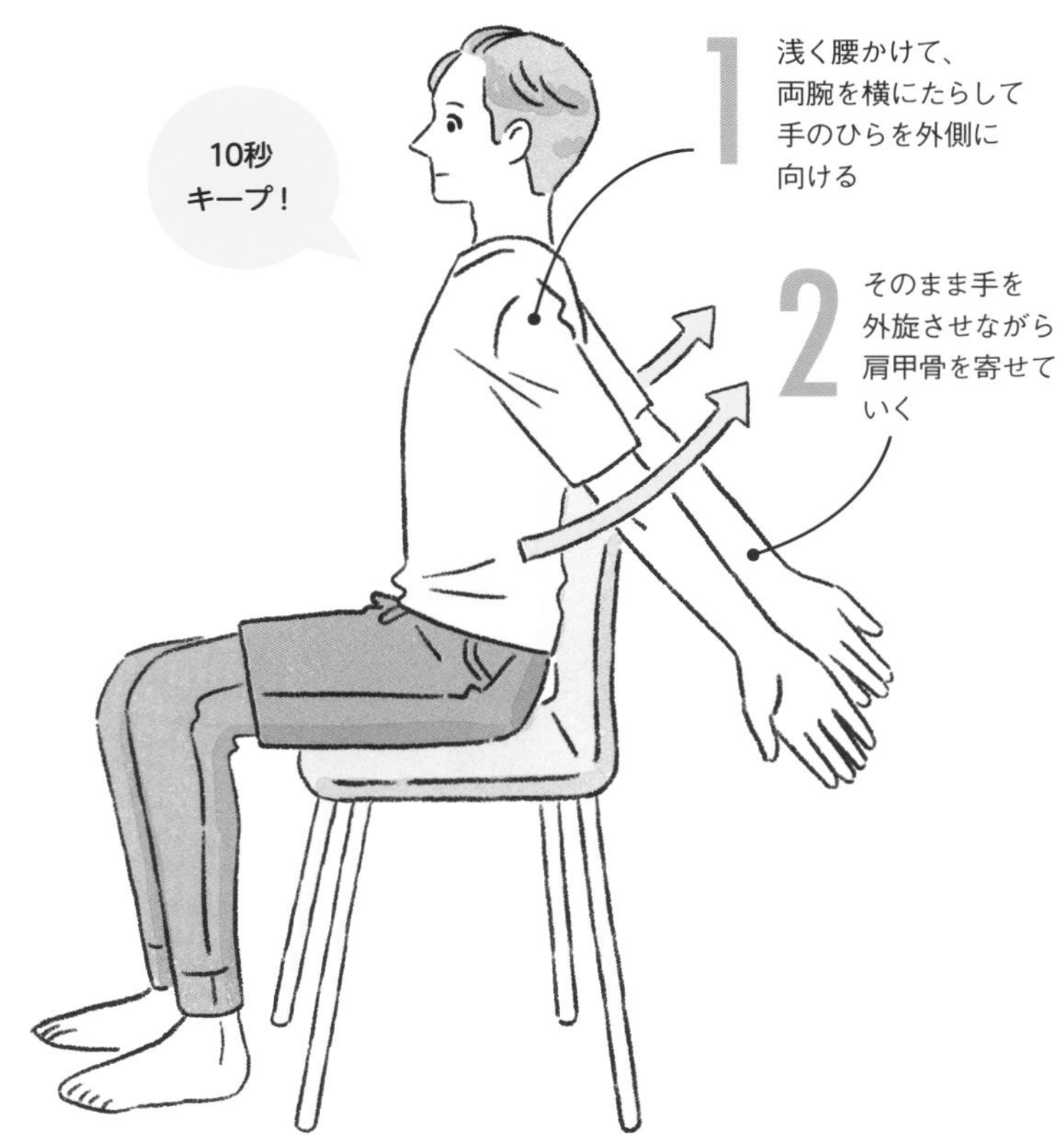


主に肩甲骨を外旋して巻き肩を解消するためのエクササイズです。巻き肩やそれに伴う肩こり・腰痛は、現代人に非常に多い症状なので、解消に役立つエクササイズをいくつか続けてご紹介していきます。

まずは「コブラ」です。椅子に浅く腰かけ、両腕を横にたらした状態で手のひらを外側に向けます。そのまま手をどんどん外旋させる、つまり外側に向けてひねりながら肩甲骨を寄せていき、その状態で10秒キープしてください。巻き肩の人は肩甲骨が開いてしまっているので、それを寄せて押し下げるようなイメージで取り組むといいでしょう。

コブラという名称は、肩甲骨を寄せたときの様子が鎌首をもたげたコブラを思わせることから名付けました。なお、椅子がない場合は立って行ってもかまいません。

EXERCISE

# 10 ▸外旋リアレイズ

**効果** 主に肩甲骨まわりの筋肉(外旋筋)を鍛える　**お手軽度** ☆☆☆☆☆

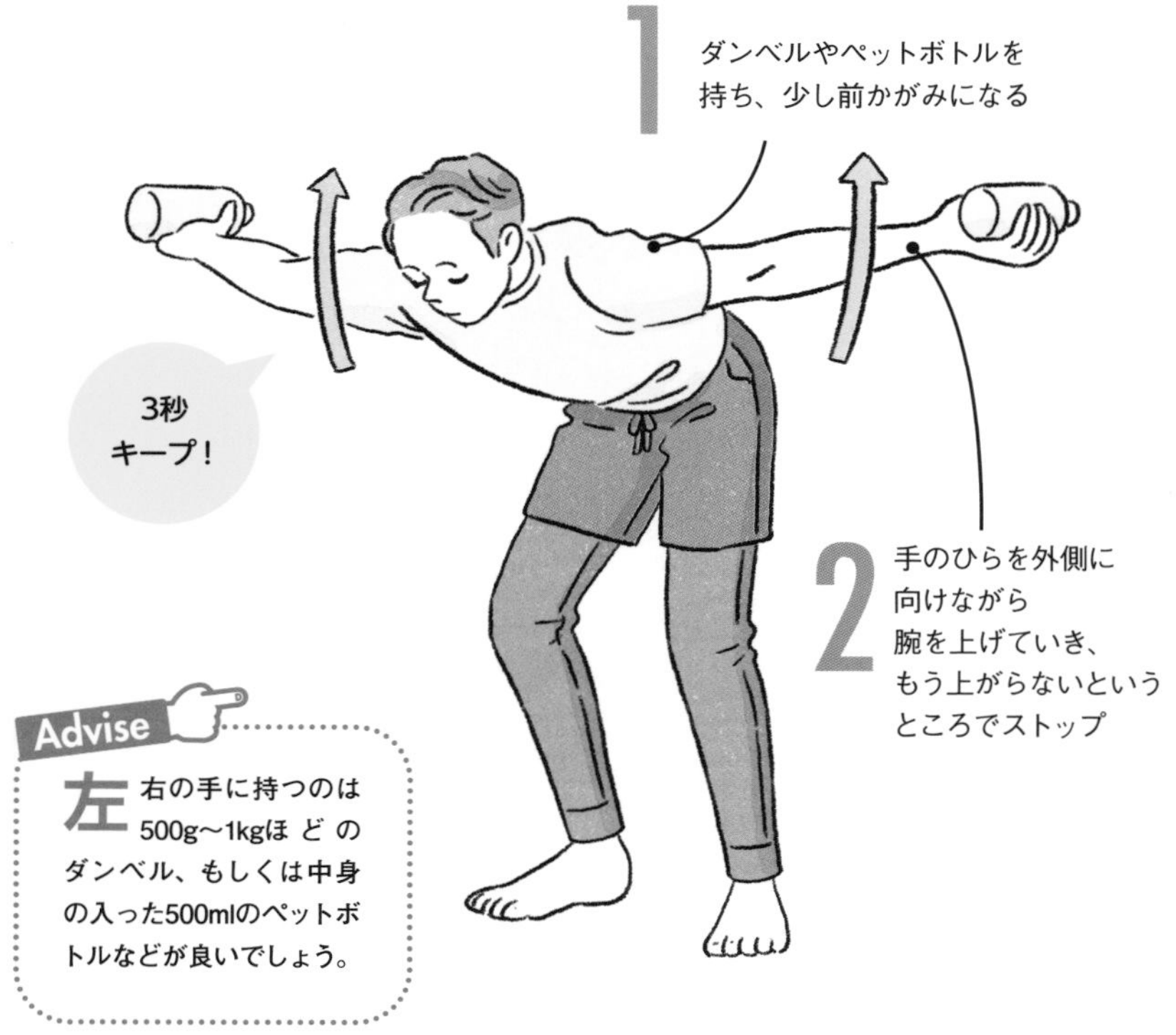


**Advise**

左右の手に持つのは500g～1kgほどのダンベル、もしくは中身の入った500mlのペットボトルなどが良いでしょう。

---

リアレイズというのは筋トレの基礎的な種目で、少しお尻を突き出したような前かがみの体勢でダンベルを両手に持って、腕を曲げずに肩関節の力だけで首の高さまで持ち上げて左右の肩甲骨を引き寄せる力を鍛えます。

外旋リアレイズも同じように、少し前かがみの体制からスタートして腕を上げていきます。筋トレのリアレイズと違うのは、文字どおり腕を外旋させながら引き上げていくことと、ダンベルではなくペットボトルなどでもできるということです。腕を外旋させるという表現ではピンとこない方は、手のひらを外側に向けながら腕を上げていってください。だんだんと肩甲骨が締まっていくのがわかると思います。そして、これ以上はもう上がらないというところで３秒キープしてください。この体制は少々きついので、10秒ではなく３秒で大丈夫です。それだけでも肩甲骨まわりの筋肉が鍛えられ、巻き肩の解消につながります。

EXERCISE

# 11 ▶足指のストレッチ

**効果** 主に浮き指の改善 **お手軽度** ☆☆☆☆☆

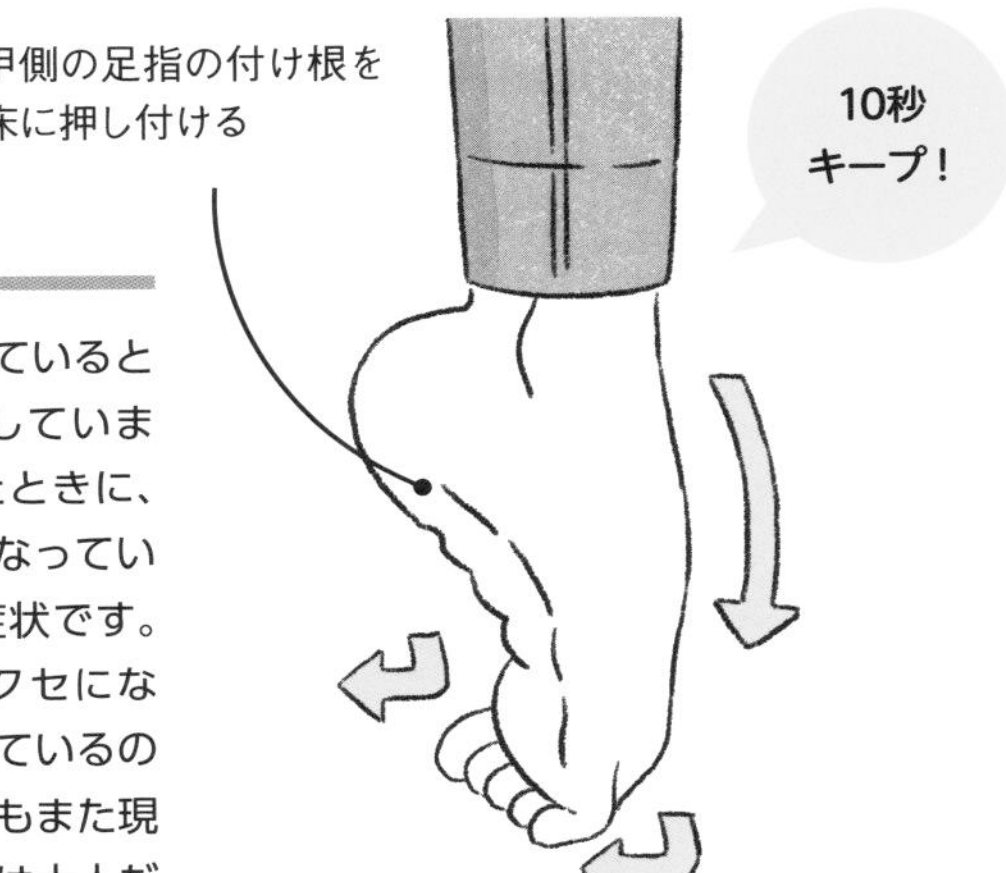


あなたは立っているときや歩いているとき、足の指10本すべて地面に接していますか？　立っているときや歩いたときに、足の指先が地面から離れたままになっていたら、それは「浮き指」という症状です。かかとに体重をかけて立つのがクセになり、足指が地面から離れてしまっているのです。巻き肩と同じように浮き指もまた現代人にとても多い症状で、最近では大人だけではなく子どもにも増えています。

浮き指の何が悪いかと言うと、人間の体はもともと左右10本の足指でしっかり地面をとらえて立つことを前提に設計されています。浮き指になるとそれができなくなるので、地面からの衝撃をうまく吸収することができなかったり、バランスをとろうとして体のあちこちにひずみが生じ、猫背や反り腰、ストレートネック、腰痛、膝痛などさまざまな不調につながってしまうのです。

このように、浮き指が猫背・反り腰を誘発することもあれば、反対に、猫背・反り腰のせいで浮き指になることもあります。猫背になるとお尻が下がり、かかと側に体重がかかって指が浮いてしまうわけです。

人間の体はひとつながりなので、浮き指が治ると猫背もよくなったり、猫背が改善すると浮き指も解消したり、ということがよくあります。ここでは前者のパターンを期待して、浮き指を治すトレーニングをご紹介します。

ほとんどの場合、浮き指の人は足指が反り返り、足指の腹の部分、手指で言えば拇印を押す部分がうまく使えなくなっています。これを改善するために、背伸びをするときと反対方向に足指を曲げるストレッチを行い、足指に体重をしっかりかけられるポジションをつくります。

具体的には、椅子などに座った状態で、甲側の足指の付け根を床に押し付け、ぐっと曲げて10秒キープします。一度に５本すべて曲げるのは難しいので、小指側で10秒、親指側で10秒というように、２回にわけて行うのがいいでしょう。これも日常生活ではほとんどしない動きなので、少し行うだけでも大きな効果が期待できます。

EXERCISE

# 12 ▸ 卵ストレッチ

**効果** 主に骨盤を後傾させ反り腰を改善　**お手軽度** ☆☆☆☆☆

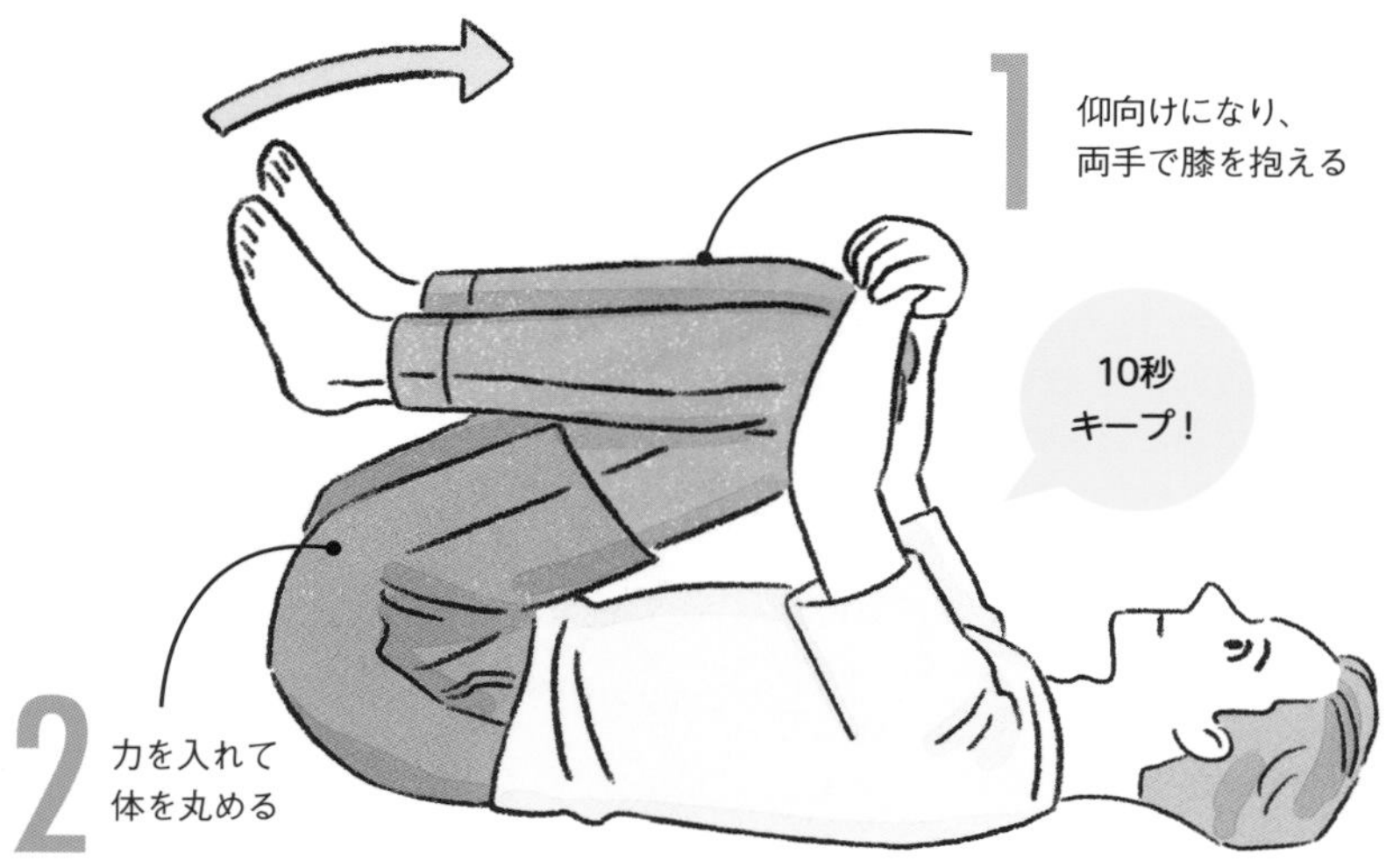


仰臥位で卵のように丸まる「卵ストレッチ」は、特に反り腰の人におススメしたい全身エクササイズです。反り腰というのは骨盤が必要以上に前に傾いている状態で、腰椎に大きな負担がかかります。これを改善・予防するためには、骨盤を後方に傾けて、本来の位置に戻してあげる必要があります。

まずは仰向けに横たわり、体育座りのように両手で膝を抱えてください。その状態でぐっと力を入れ、卵のように体を丸めて10秒キープすると、背中が伸びると同時に、前傾していた骨盤が後傾していきます。寝転がれる環境さえあれば手軽にできるエクササイズなので、寝る前などに習慣化していただくといいでしょう。

寝転がれる環境がないときは、しゃがんで行うことも可能です。その場合は、しゃがんで膝を抱え、卵のように丸まったら、腰椎から仙骨のあたりに意識を集中させて伸ばしていきます。このとき、かかとはなるべく地面につけてください。すると、お尻がだんだん重力で下に落ちてきて、同時に骨盤がぐっと後傾していきます。

かかとをぴったり接地させるのが難しい方は、多少かかとを浮かせた状態でもかまいません。

ただ、足首が硬い人は、しゃがんで卵の姿勢を取ること自体が難しいと思いますので、無理せず仰臥位で行うのがいいでしょう。

STEP 1
STEP 2
STEP 3

EXERCISE

# 13 ▸腰丸めクロール

**効果** 主に椎間関節を緩めて、反り腰を予防　**お手軽度** ☆☆☆☆☆

1 浅く腰かけ、軽く背もたれに寄りかかってから少し体を起こす

10秒まわす

2 クロールのように水をかく動作を行う

**Advise**

硬い椅子でこのエクササイズを行うと、尾てい骨が痛くなる人もいます。その場合は座布団を敷いたり、ソファやバランスボールの上でおこなうようにしてください。

次も反り腰の予防・改善に役立つエクササイズです。

反り腰の人は、腰骨の後ろにある腰椎の椎間関節が狭くなっていることが多いので、そこを緩めてあげましょう。

まずは椅子に浅く腰かけ、軽く背もたれに寄りかかります。そこから少し体を起こすと、ちょうど背中が曲がった姿勢になるので、その姿勢のまま水泳のクロールのように両手で交互に水をかく動作をしてください。左右の肋骨を前後に動かすイメージですスピードは左右で１秒くらいでしょうか。それを10秒続けます。

わかりやすいようにクロールと呼んでいますが、本当のクロールのように力強くかいたり、フォームを美しく整える必要はありません。このエクササイズの目的は、腰を丸めた状態で上体を動かすことで腰回りをほぐすことなので、クロール中もそのことを意識してください。

# 14 ▸ 外転外旋ストレッチ

**効果** 主に肩甲骨を外旋させ巻き肩を解消 **お手軽度** ☆☆☆☆☆

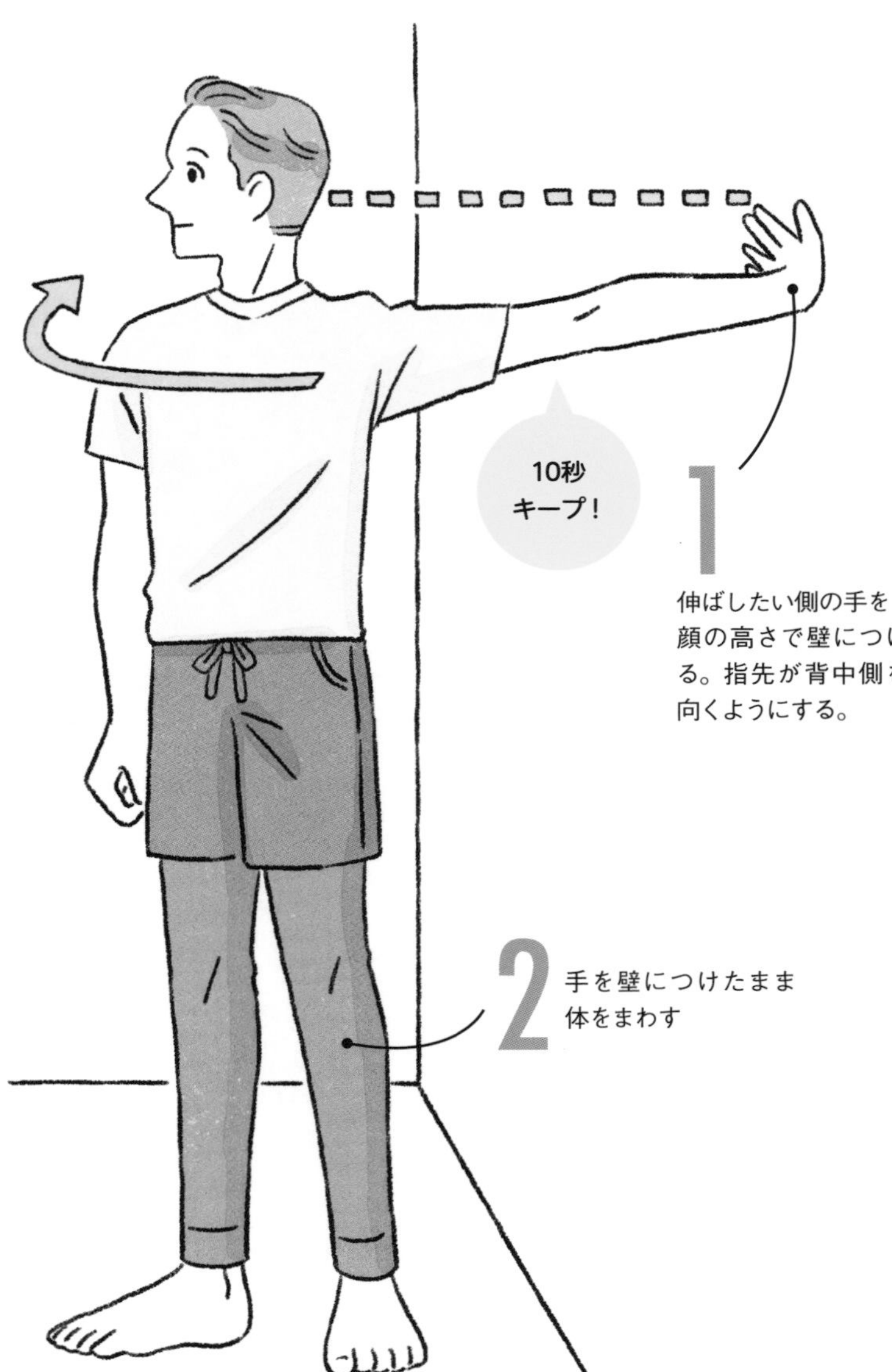


**1**
伸ばしたい側の手を顔の高さで壁につける。指先が背中側を向くようにする。

**2**
手を壁につけたまま体をまわす

EXERCISE

STEP 1

STEP 2

STEP 3

「外転外旋ストレッチ」と名前は複雑ですが、やり方は簡単なのでご安心ください。

まず、体の左側を伸ばしたいときは、左手を伸ばして顔の高さで壁につけます。このとき手は外側、つまり指先が背中側を向くようにしてください。そして手は壁につけたまま体を右にまわすと、左肩から腕にかけてのフロントラインが伸びるので、そのまま10秒キープです。これで肩が外旋し、巻き肩や猫背が改善されていきます。


日常生活の中では、肩を外旋させる機会はほとんどありません。スマホ操作もデスクワークもすべて肩を内側に巻き込む内旋動作なので、普通に生活していると、現代人はどうしても肩が内旋し、肩甲骨が外に開く状態になってしまいます。

しかも肩甲骨と骨盤の動きは連動するので、肩のポジションがゆがめば骨盤もゆがんでしまいます。

おまけに巻き肩になると立っているときの重心の位置もおかしくなります。体が前かがみになるので、バランスを取ろうとしてかかと側に重心が偏ってしまうのです。この「かかと重心」もまた腰痛や膝の痛みの原因となります。

肩甲骨のポジションを戻すことで、こうしたさまざまな不調が一気に解消される可能性もあるので、巻き肩の自覚がある人もない人も、一度はぜひ試してほしいストレッチです。

なお、実際にやってみると、多くの方は左と右とでやりやすさが違うことに気づくと思います。その場合は、やりにくい側の筋肉が委縮しているので、やりにくい方を１回多くやるようにしてください。

「やりにくい方を１回多く」は本件にかぎらず、すべてのエクササイズに共通のお約束です。

EXERCISE

# 15 ▶ バッタ

**効果** 胸椎を伸ばす、背筋を鍛える

**お手軽度** ★☆☆☆☆

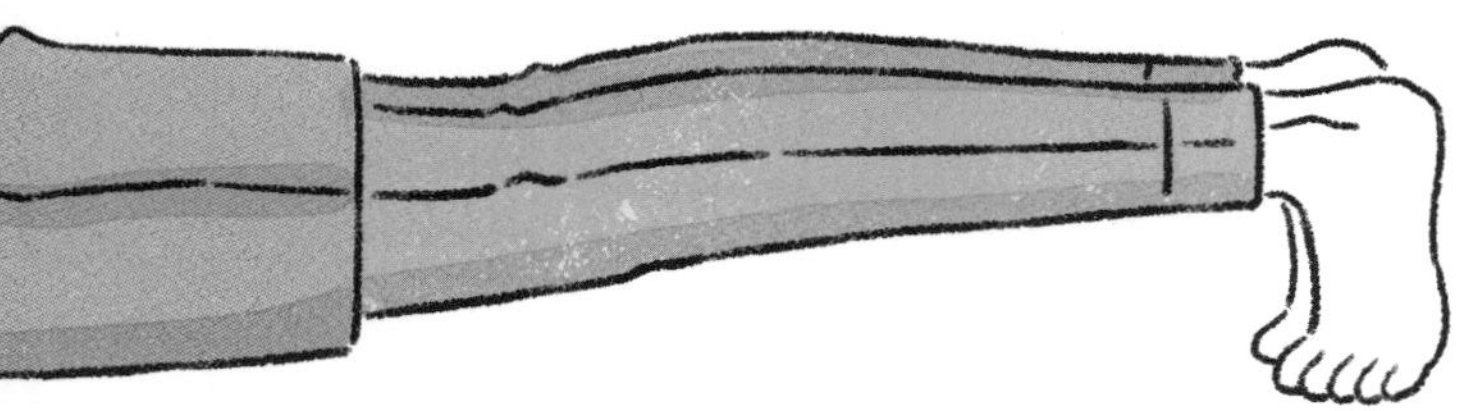

方だと、数センチ浮かせるのがやっとではないかと思います。

それでもガッカリする必要はありません。数センチでもいいから精いっぱい手を上げて、その状態を３秒キープする。これを３回繰り返せば立派なトレーニングになり、毎日続けていくうちに少しずつ高さもアップしていきます。

このエクササイズで手が上がるようになったということは、胸椎と背筋のゆがみが解消され、体本来の可動域が広がり、良い姿勢を維持する多裂筋が使えるようになったことを意味します。

STEP 1
STEP 2
STEP 3

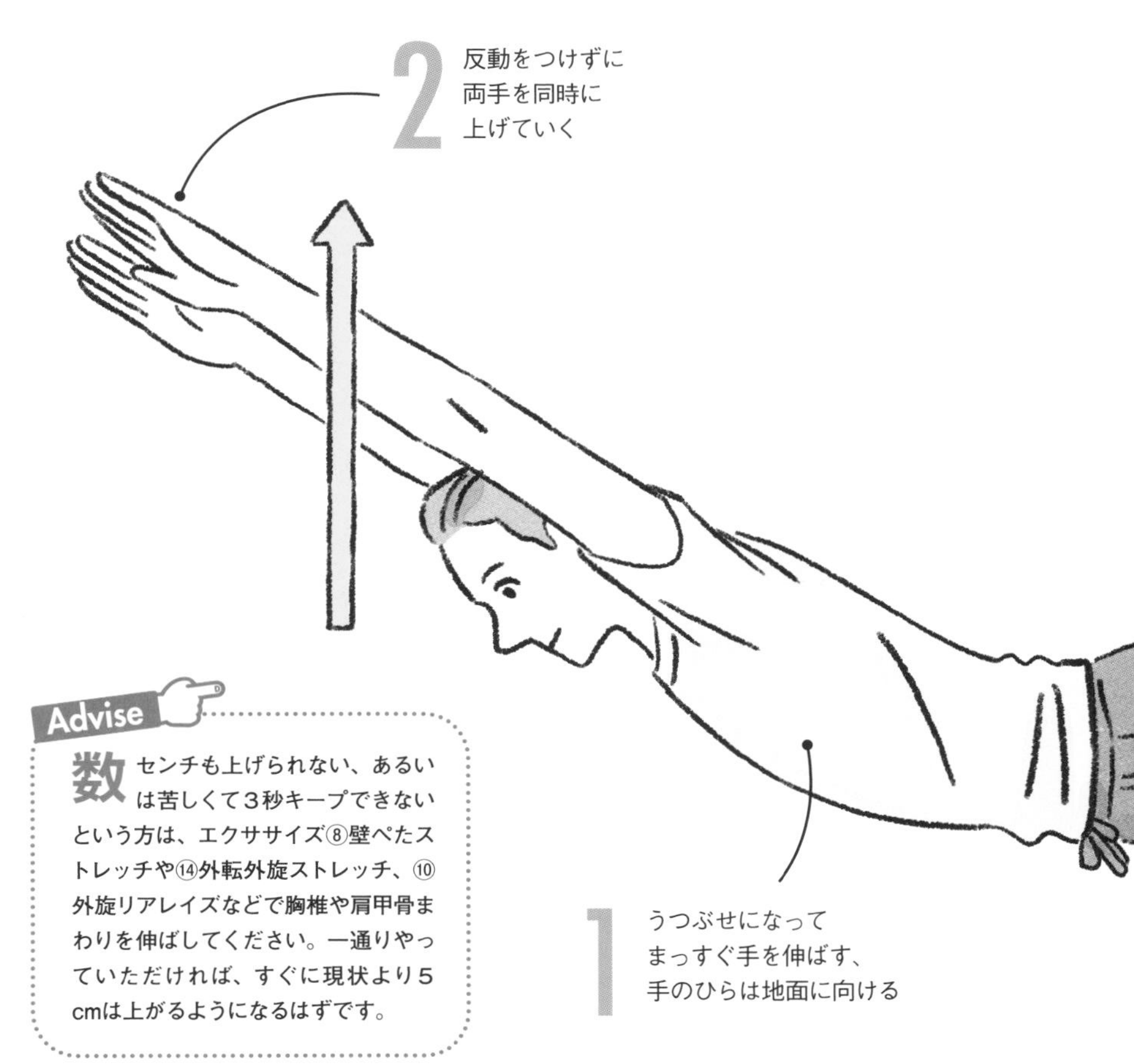


**Advise**

数センチも上げられない、あるいは苦しくて３秒キープできないという方は、エクササイズ⑧壁ぺたストレッチや⑭外転外旋ストレッチ、⑩外旋リアレイズなどで胸椎や肩甲骨まわりを伸ばしてください。一通りやっていただければ、すぐに現状より５cmは上がるようになるはずです。

ステップ３は、体の状態チェックとゆがみの矯正が一度にできる「チェック兼エクササイズ」です。ステップ１と２で行ったエクササイズの効果を確かめつつ、さらに美しい姿勢や高いパフォーマンスを獲得したい方におススメしたいエクササイズです。最初にご紹介するのは「バッタ」です。

まずはバッタのようにうつぶせになって頭上にまっすぐ手を伸ばし、手のひらは地面に向けて、一本の棒のような形になります。その状態から反動をつけずに両手を同時に上げていくと、何センチくらい上げられるでしょうか？

これは背骨のまわりにある多裂筋という筋肉が機能しているかどうかを見るテストで、目標は60cmです。ゆがみがない人ならクリアできるでしょうが、胸椎が硬く背筋も弱い

EXERCISE

# 16 ▸ ラクダ

**効果** 胸部を伸ばし、肩甲骨まわりを縮める　**お手軽度** ☆☆☆☆☆

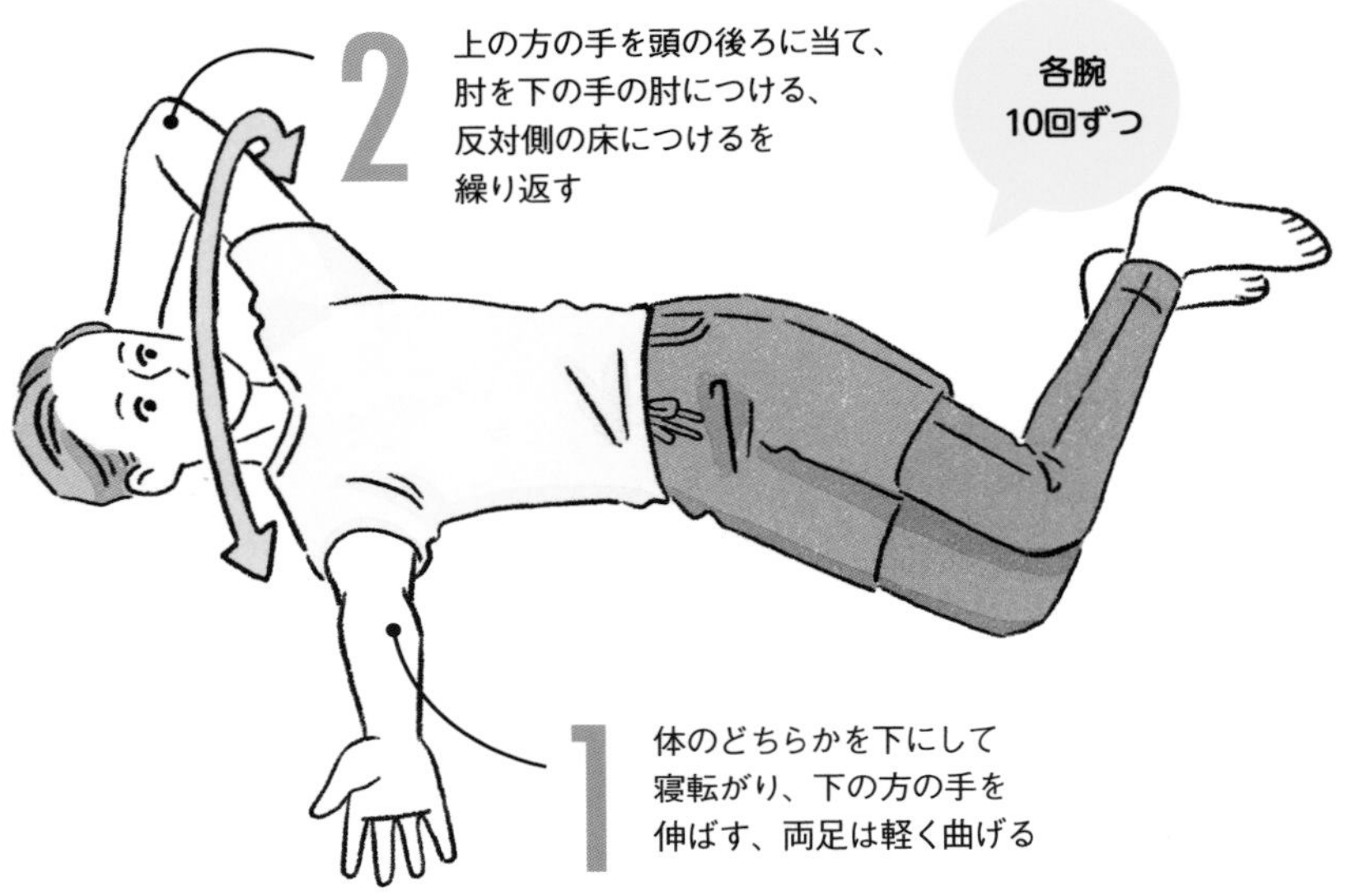


バッタの次は、ラクダになってみましょう。

これは背骨の中でも胸椎と肋骨のゆがみをチェックしながら正しい可動域を出すエクササイズです。横向きに寝転がって行います。右側と左側、両方やっていただきたいのですが、まずは右半身を下にしたパターンで説明します。

右半身を下にして横向きに寝転がったら、右手は体に対して垂直になるように伸ばし、左手は頭の後ろに当ててください。両足はそろえて軽く曲げておきます。このときシルエットがちょうどラクダのように見えるのではと思います（左手の肘がラクダのこぶになるイメージです）。

このポジションから左肘を右肘にくっつけたら、今度は上体を左側に回して反対側の床に左肘をつける。これを10回行います。それができたら、次は左半身を下にして、同じ動作をしてみてください。

床に肘が届かなかったり、左右でやりやすさに差が出たりするのは、上半身にゆがみがある証拠です。この一連の動作はエクササイズも兼ねているので、うまくできなかった人は、両肘をつける→反対側の床につけるという動作を10回行ってください。左右差があるなら、やりにくい方を20回にするといいでしょう。

EXERCISE

# 17 ▶オーバーヘッドデッドリフト

**効果** 背筋を伸ばす　**お手軽度** ☆☆☆☆☆

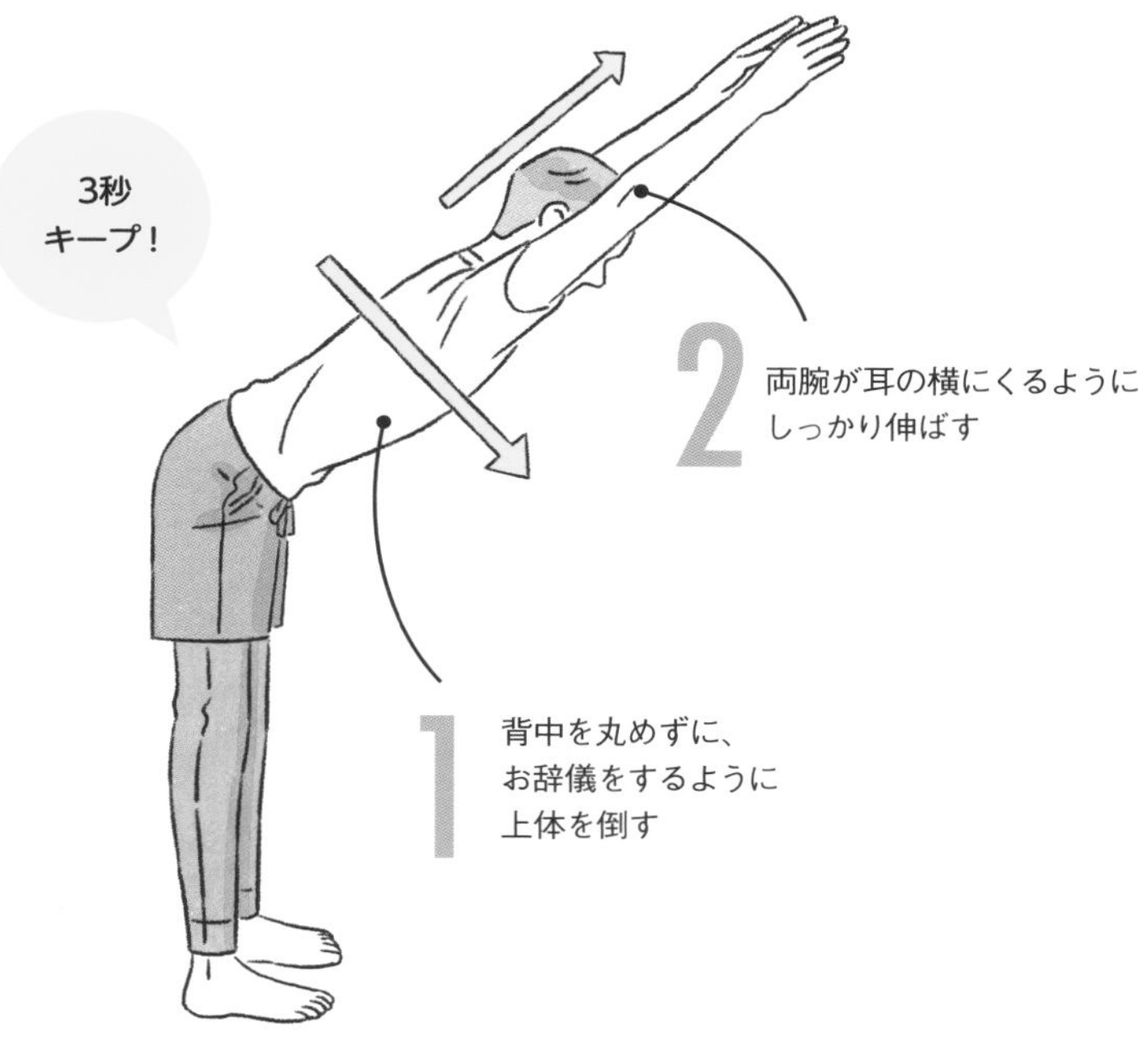


これは主に姿勢をよくする背筋群が使えているかをチェックするエクササイズです。

「気をつけ」の姿勢から背中を丸めずに、深くお辞儀をするように上体を前に倒しながら、両腕を前方にぐっと伸ばしてください。首を下に向けすぎないようにしながら、両腕が左右の耳の横にくるようにしてしっかりと伸ばします。時計で言うなら２時半くらい――腕と頭が時計の２、足が６の位置にくるイメージです。

この体勢でしっかり背筋を伸ばしたら、３秒キープして戻す。これを３セット行いましょう。

一見すると何でもなさそうな体勢ですが、ふだん背中を使っていない人にとってはなかなかきついエクササイズになります。

なお、両腕を上げたときに右と左で上げやすさに違いがあったとしたら、それは体がゆがんでいるサインです。上げにくいからと言って、左右の手の高さがチグハグなまま背中を伸ばすとゆがみが強調されてしまうので、上げにくい側の腕こそ頑張って上げるように心掛けてください。

EXERCISE

# 18 ▸壁際片足スクワット

**効果** 太もものゆがみ解消　**お手軽度** ★☆☆☆☆

1 軽くしゃがんで肘から下の部分を壁につける

10秒キープ！

2 壁側の足を床から離し、床に足がついている方の肩を後方に引き上げる

今度のチェック兼エクササイズは、壁のある場所で行います。一般的なスクワットよりも少々ハードですが、肩が片方だけ落ちている人や、足がねじれている人には効果絶大です。これも他のトレーニングと同様、左右両方やっていただきたいのですが、まずは左手を壁につくパターンでご説明します。

壁際20〜30センチくらいの位置で、壁が左側にくるように立ち、一般的なスクワットと同様に腰を沈めます。深くしゃがむのではなく、膝の角度が120〜130度くらいのところで止めておいてください。

その状態から左手を壁につきます。肩と同じ高さで、肘から下の部分をべったり壁につけ、体の支えにします。次に左足を床から離し、右ひざを少し前に突き出した体勢で、右の肩を後方にぐっと引き上げてみてください。体がゆがんでいる人は体勢を保つことができず、お尻の位置がずれたり、上げた方の左足がふらついてしまうでしょう。お尻や左足の位置をキープできないのは、多くの場合、太ももの内側広筋がゆがんでいることが原因です。内側広筋はまさにこの壁際スクワットで鍛えられる部分ですので、ふらついてしまう人は、右肩を引き上げたときの体勢を10秒キープしてトレーニングしてみてください。

左側に壁がくるバージョンが終わったら、逆側もやりましょう。太もものゆがみがある人は、ゆがみがひどい足を軸足にしたときがよりつらく感じたり、ふらついたりしますので、そうでない側より１回多く行うようにしてください。

EXERCISE

# 19 ▶片足フロントブリッジ

**効果** 骨盤のバランスを整える **お手軽度** ☆☆☆☆☆

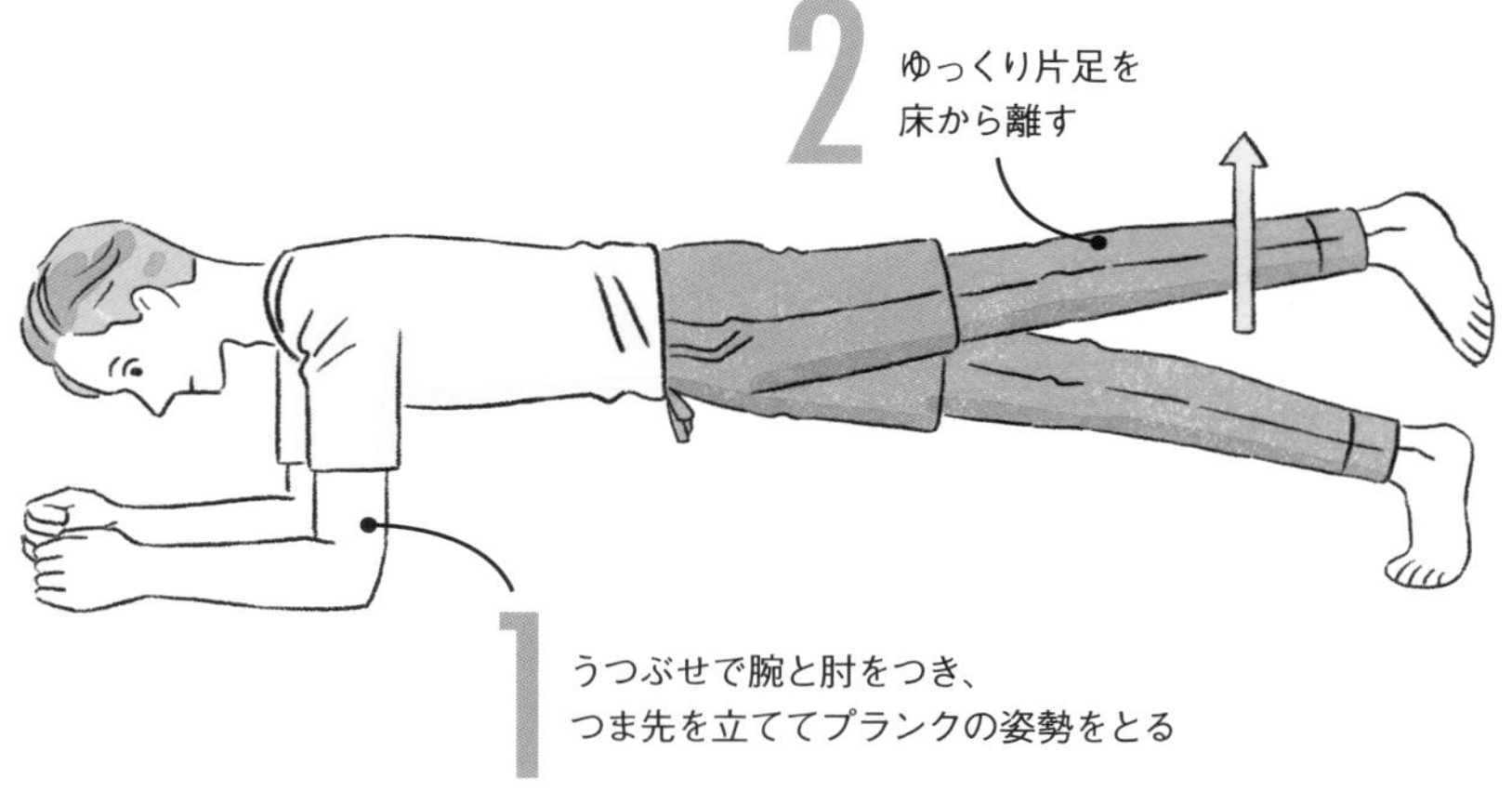


次は骨盤のゆがみが気になる方におススメのエクササイズです。

まずはうつぶせになって両腕と肘をつき、つま先を地面に立てて体を一直線にしてお腹を浮かせてください。いわゆる「プランク」の姿勢です。

ここからゆっくり片足を床から離し、両方の肘と片方のつま先だけで10秒キープしてみます。骨盤が傾いている人は、どちらかの足では10秒できても、反対側は腰がぐらついて３秒と持たない方もいると思います。でも、それでもいいのです。これはチェック兼エクササイズなので、できない＝骨盤に問題があることがわかっただけでも収穫です。

とはいえ、まったく足が上がらないとエクササイズにならないので、プランクがきつい人は、地面に膝をついた状態から足を上げていってもかまいません。その場合は、肩、膝、腰のラインが一直線になるように意識してください。

プランクから足を上げるにしても、膝をついて行うにしても、上げる足を交代すると、体の状態がより鮮明に見えてきます。たとえば左足は上げて行うのは簡単でも、右足は上げると腰がぐらついてしまう人は、左側の骨盤が後傾していて、右側は前傾している可能性が高いです。なお、ゆがみ矯正を目的としたトレーニングでは、片足で何秒間キープできるかはさほど重要ではありません。片方の足では10秒間ラクにできて、反対側では３秒しかできないというよりは、左右どちらも５秒ずつ行える人の方が、ゆがみがなくて健康的とも言えるのです。大事なのは、左右のバランスを整えること。片足フロントブリッジでも、足の上げやすさに左右差がある場合は、必ず上げにくい方のトレーニングを１回多く行ってください。

EXERCISE

# 20 ▸ 片足ヒップリフト

**効 果** 大殿筋を鍛える　**お手軽度** ☆☆☆☆☆

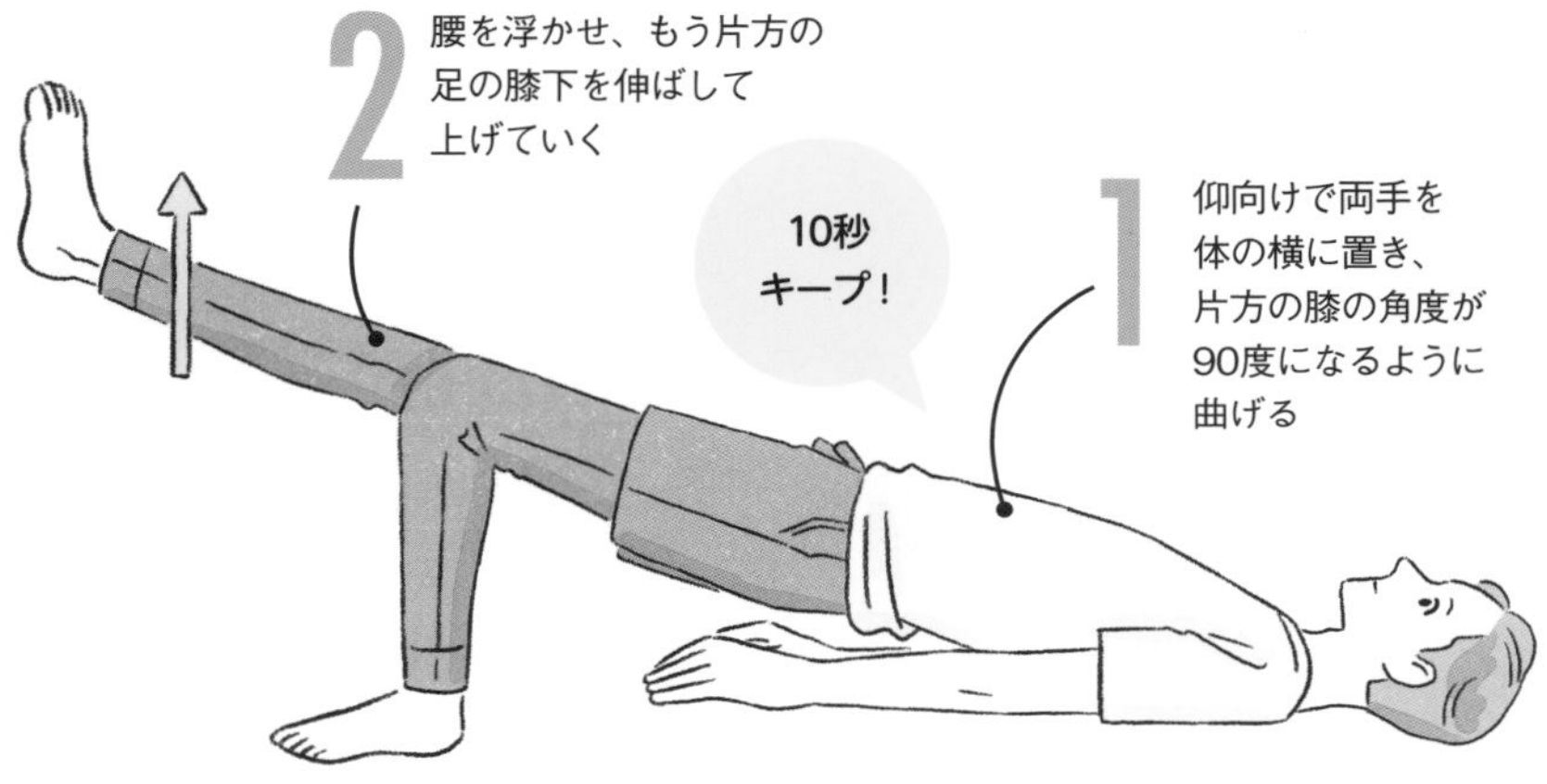


最後は片足ヒップリフトです。一般的なヒップリフトは、仰向けに寝て膝から肩までが一直線になるまで腰を上げるエクササイズですが、ゆがみリカバリーとして行う場合は、そこにプラスαの要素を加えます。

まずは仰向けになり、両手は体の横に置いたまま、膝の角度が90度になるように立ててから、腰を浮かせます。このヒップリフトの体制から、片方の足の膝下だけを伸ばし、直線になるように上げてください。

このまま10秒キープしたいところですが、お尻の筋肉である大殿筋が弱い人は、直線をキープできず足が徐々に下がってきたり、バランスを崩して体がぐらついたりするかもしれません。その場合は、できる範囲内でやれば結構です。

これも右足、左足と両方やってみて、左右の上げやすさを比較してください。片側だけ上げにくいのは、そちら側の大殿筋が弱くなっている証拠なので、ヒップリフトで集中的に鍛えて、左右同じレベルにしていきましょう。

大殿筋は、骨盤のポジションを整える上で重要な役割を担っているので、片側だけが弱くなると骨盤や腰がゆがんでしまいます。もちろん片側だけが強いのも問題で、片側だけ鍛えてしまうとお尻がそちらに引っ張られて、骨盤が後傾し、肩こり、腰痛の原因となります。ほかにも大殿筋がゆがんでいると足が上がらない、地面が蹴れないなどさまざまな不都合が生じるので、日々のチェック＆エクササイズで均等に鍛え、ゆがみをなくしていきましょう。

# 第5章

# ふだんの動きでラクになる！疲れない姿勢づくり

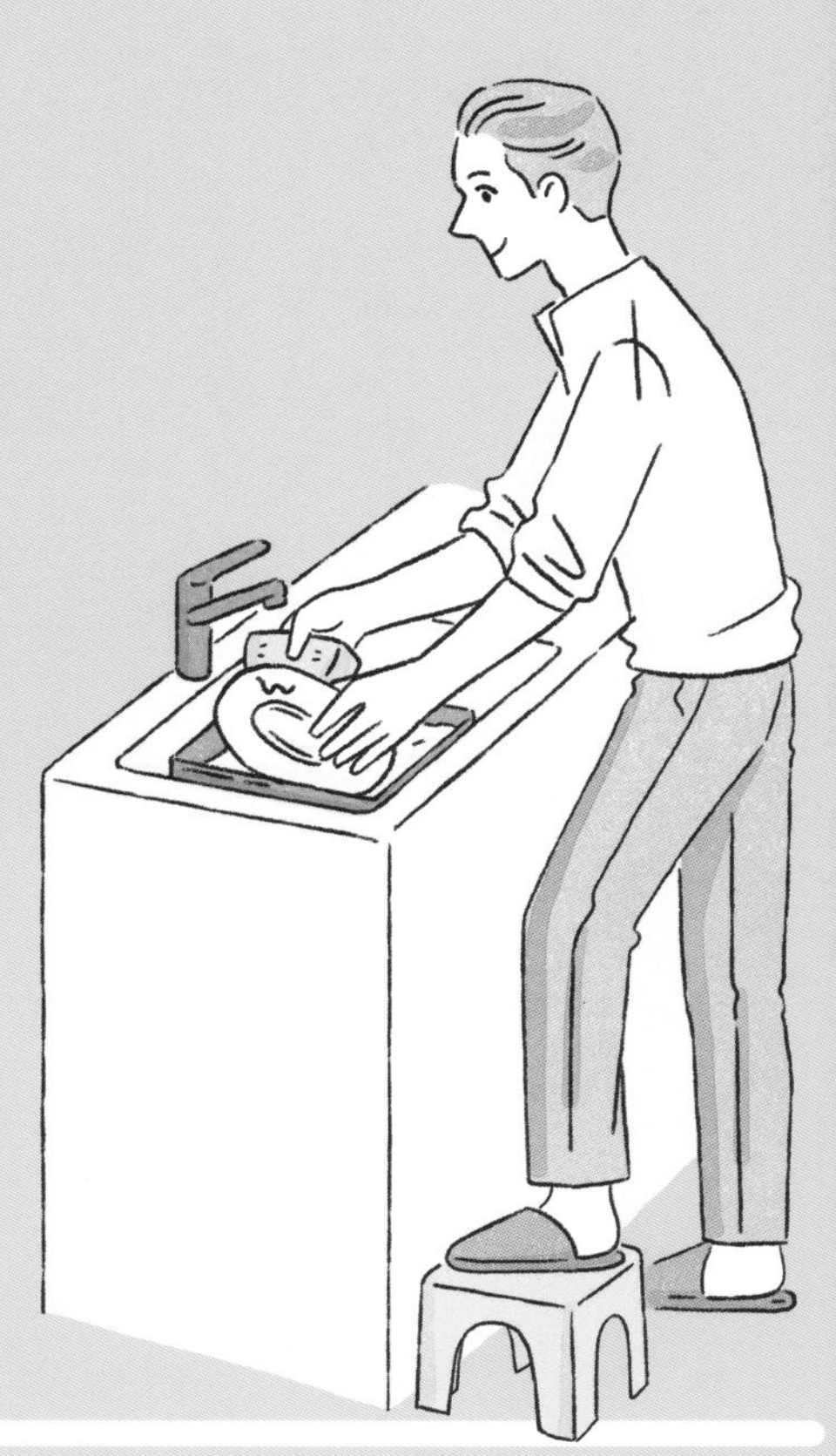

# 小さな意識が大きな差を生む！体をゆがませない日常生活の送り方

本書でも何度か言及してきたように、私たちの体はごく普通の生活を送っているだけでゆがんでいきます。特定の動きを繰り返すスポーツや、同じ姿勢を長く続けるデスクワークはもちろん、歩く、座る、寝るなど、それほど体に負担がかかっていないように思える動作でも、前後左右で非対称に動いているかぎり、必ずゆがみは生じます。

最初は気にしなくていいような小さなゆがみでも、長年にわたって積み重なれば、慢性的な疲労や骨格の変形、深刻なケガや病気につながっていきます。お年寄りの背が曲がってしまうのも、単に歳を取ったからではなく、長年にわたってゆがみを放置してきた結果そうなるのです。

こうした日常生活に由来するゆがみを完全に排除しようと思ったら、前後左右の筋肉を均等に使うほかありません。言うまでもなく、そんなことは不可能です。

しかし、何をどうすれば体がゆがむのかを頭に入れ、ゆがみが起きやすい行動を避けたり、こまめにリカバリーを実行することで、ゆがみを最小限に抑えることは可能です。

本章でご紹介するのは、体をゆがませない日常生活の送り方です。歩くとき、座るとき、スマホを触るときなど、ほんの少し意識して行動するだけで、体のゆがみは激減します。ふだんからゆがみが出にくい生活を心掛けつつ、こまめに体の状態をチェックしてリカバリーするルーティーンができれば、鬼に金棒

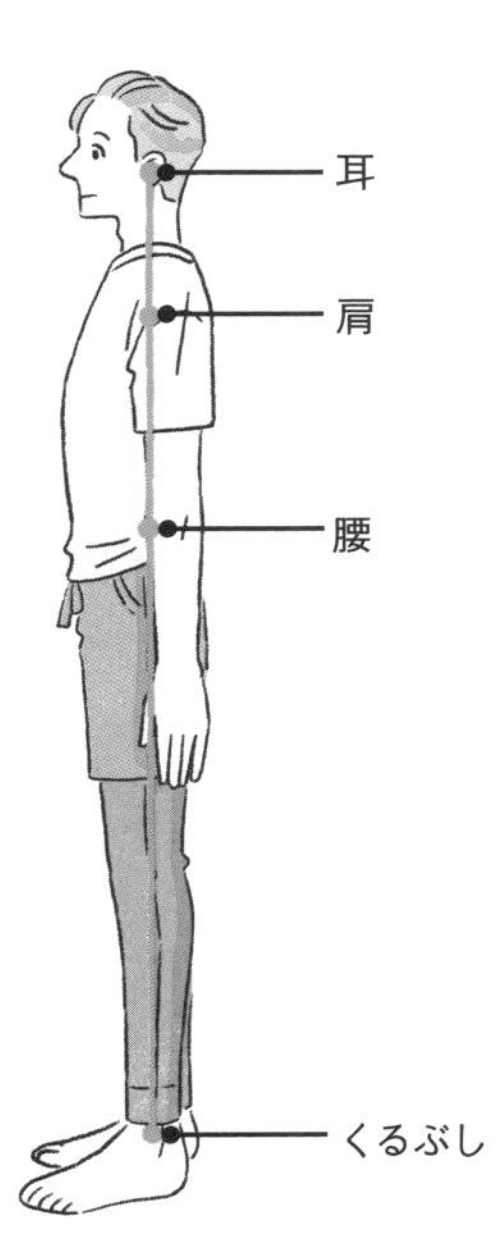


というわけです。

## 立ち方
# 足の指に力を入れ、耳・肩・骨盤・足が一直線上になるように立つ

まずは「立ち方」から見ていきましょう。

正しい立ち方というのは、耳、肩、腰、足（くるぶし）が一直線になる立ち方です。簡単なようで、できている人は意外に少なく、肩が前に出たり、腰が反っていたり、片足だけに体重をかけて傾いて立っている人も多く見受けられます。

自分ではまっすぐ立っているつもりでも、実際は曲がっているというのはよくあることなので、まずは自分の姿勢を知るために、まわりの人に頼んで立ち姿を写真に撮ってもらいましょう。写真で見れば、立ち方の問題点が一目瞭然です。

写真を撮ってもらうのが難しい場合は、壁際に立ってセルフチェックしてください。背中を壁につけて自然に立ったとき、後頭部、肩甲骨、お尻、かかとが壁に軽くついた状態であれば問題ありませんが、頭や肩が前に出すぎて壁に触れないようなら、ストレートネックや巻き肩になっている可能性が高いです。

背中を壁につけて立つと、体のゆがみ方（左右差）も実感できます。体がゆがんでいる人は、肩甲骨やお尻が左右均等に触れるのではなく、どちらか一方だけ強く触れたり、片方が浮いてしまいがちです。

そうした悪い立ち方を続けていると、ゆがみが強調されてしまうので、壁際で正しい立ち方の感覚をつかみ、日ごろからその立ち方を実践するように心掛けてください。

ただし、必要以上に胸を張ると今度は反り腰になってしまいます。耳、肩、腰、足が一直線になるようまっすぐ立つには、胸を張るというよりも肩甲骨を寄せて立つようにするのがいいでしょう。

体重のかけ方も大事なポイントです。浮き指の人は、かかとや足の外側に体重を乗せがちですが、立つときは体重がかかるようにして地面をつかむように意識してください。ゆがみが生じにくいだけではなく、長時間立っていても疲れにくくなります。

立ち仕事をする方はもちろん、通勤電車に揺られている最中や、何かの待ち時間など、同じ場所で立ち続ける時間は意外にあるものです。特に通勤は毎日のことで、仮に片道20分とすると、往復で1日40分間も立っていることになります。その間正しい姿勢を維持するだけでも、かなりのゆがみ防止効果が期待できます。

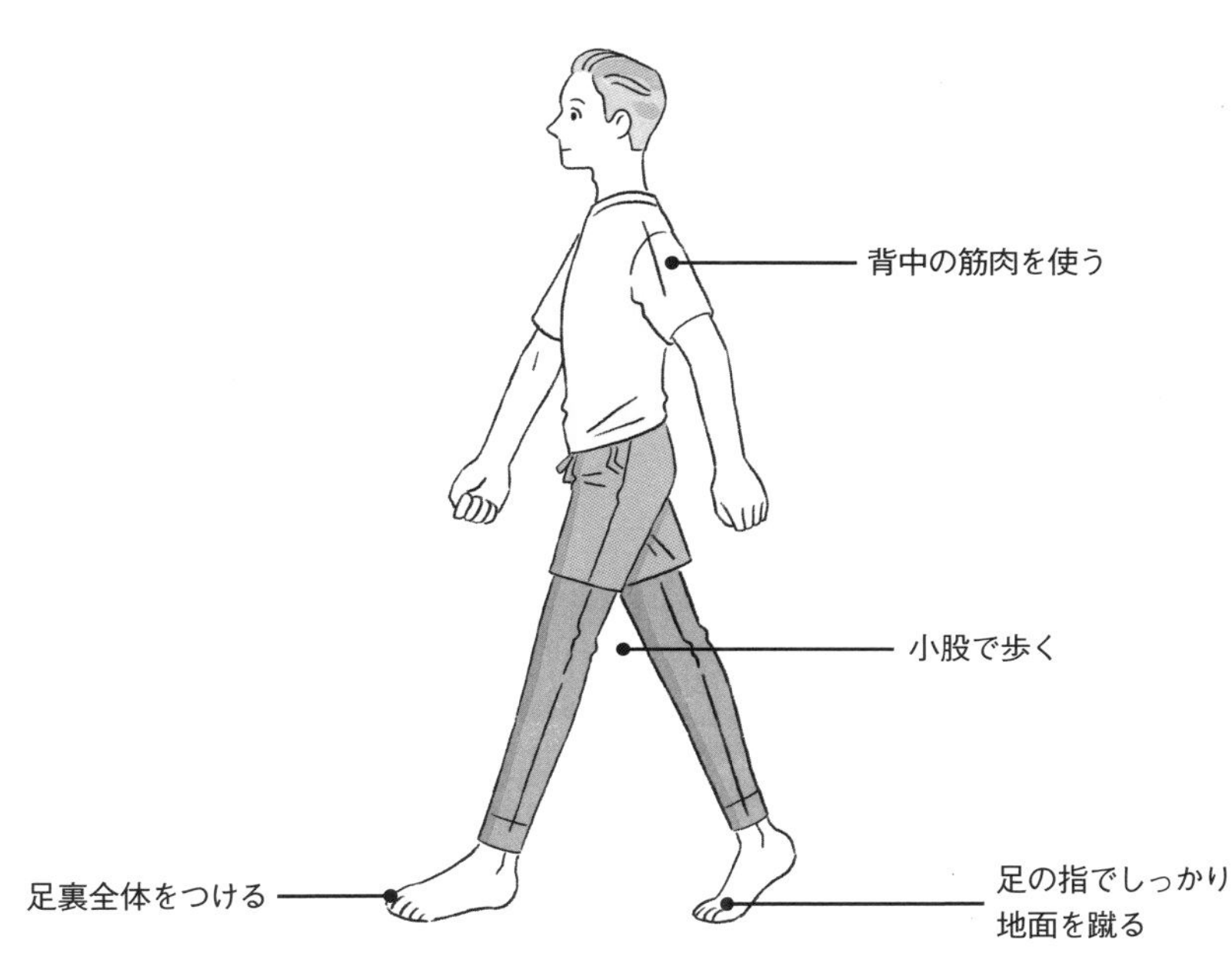


歩き方

# 背中の筋肉を使い、足の裏全体で接地する

歩くときは3つのポイントを意識してください。まず1つ目は、足の裏全体で接地し、最後は足の指でしっかりと地面を蹴ることです。

母指球よりもさらに先端の指先で蹴ることを意識すると、長距離歩いても疲れにくくなる上、「浮き指」を予防・解消する効果も期待できます。足指が地面につかず浮いた状態になる浮き指はゆがみの元なので、足指をしっかり使う習慣をつけましょう。

逆にダメなのは、かかとから着地してドスドス歩くことです。元気な印象がありますが、この歩き方は疲れやすく、膝関節にも負担がかかってしまいます。

ランニングの際に指先から接地して走ることを

「フォアフット走法」と言い、足腰に負担のかかりにくい走り方としてトップランナーを中心に注目されていますが、一般の方は足裏全体で接地する「ミドルフット」な歩行を心掛けてほしいものです。

2つ目のポイントは、背中の筋肉を使って歩くことです。

パソコンにしてもスマホにしても、現代人のライフスタイルでは体の前面ばかり使うので、背中側の筋肉が衰えがちです。体の前面が硬く、背面が緩むと、巻き肩になるだけではなく、背骨を支える力も弱まって、背骨までゆがんでしまいます。

背中の運動不足を解消するためにも、歩くときはなるべく背中を使って歩きましょう。具体的には、手を前に振るのではなく後ろにしっかりと引いて、肩甲骨まわりの筋肉を意識して歩くのです。これなら歩くときの姿勢がよくなるだけでなく、背中も鍛えられて一石二鳥です。

3つ目のポイントは、小股で歩くことです。

大股でズカズカ歩くのは力強く健康的なイメージがあるかもしれませんが、現実は違います。中国に「大股で歩く人は遠くまで行けない」ということわざがあるように、大股で歩くと着地のとき膝や足首に負担がかかり、ゆがみや疲れの元になってしまいます。特に長距離を歩く日は、小股でちょこちょこ歩くように心掛けましょう。

ゆがみを予防・改善するためには、靴の選び方も重要になります。

履き心地がよくクッション性に富んだ靴に手が伸びる気持ちはわかりますが、靴選びにおいてもっとも重視すべきポイントは、アーチをサポートしてくれるかどうかです。

アーチとは、かかとから土踏まずにかけての弧を描く部分を言います。ここがアーチ状に弯曲しているからこそ、歩行時の衝撃を吸収することができるのですが、加齢や無理な運動などによってアーチが崩れてしまうことがあります。そうなると、歩くだけで疲れるうえ、左右で歩き方に差が出てゆがみの原因にもなってしまいます。

アーチの変形を予防・改善したいなら、土踏まずを支えて、足本来の機能を発揮できるような靴を選ばねばなりません。

アーチをサポートしてくれるかどうかは、靴を曲げてみるとよくわかります。靴底側が凸になるように曲げたとき、良い靴は、足指の付け根のあたりが折れるようになっています。反対に土踏まずのあたりが折れてしまう靴だと、歩いているうちにアーチが落ちていくので疲れやすく、体もゆがんでしまいます。

私も自分や家族の靴を選ぶときは、必ず靴底を折り曲げてみて、曲がる部分をチェックしてから購入します。

正しい姿勢で歩いても疲れやすい人は、もしかしたら靴がネックになっているのかもしれません。手持ちの靴をチェックしてみて、土踏まずのあたりで折れてしまうようなら買い換えるか、もしくは「アーチパッド」という、アーチをサポートするための中敷きを使うことをおススメします。

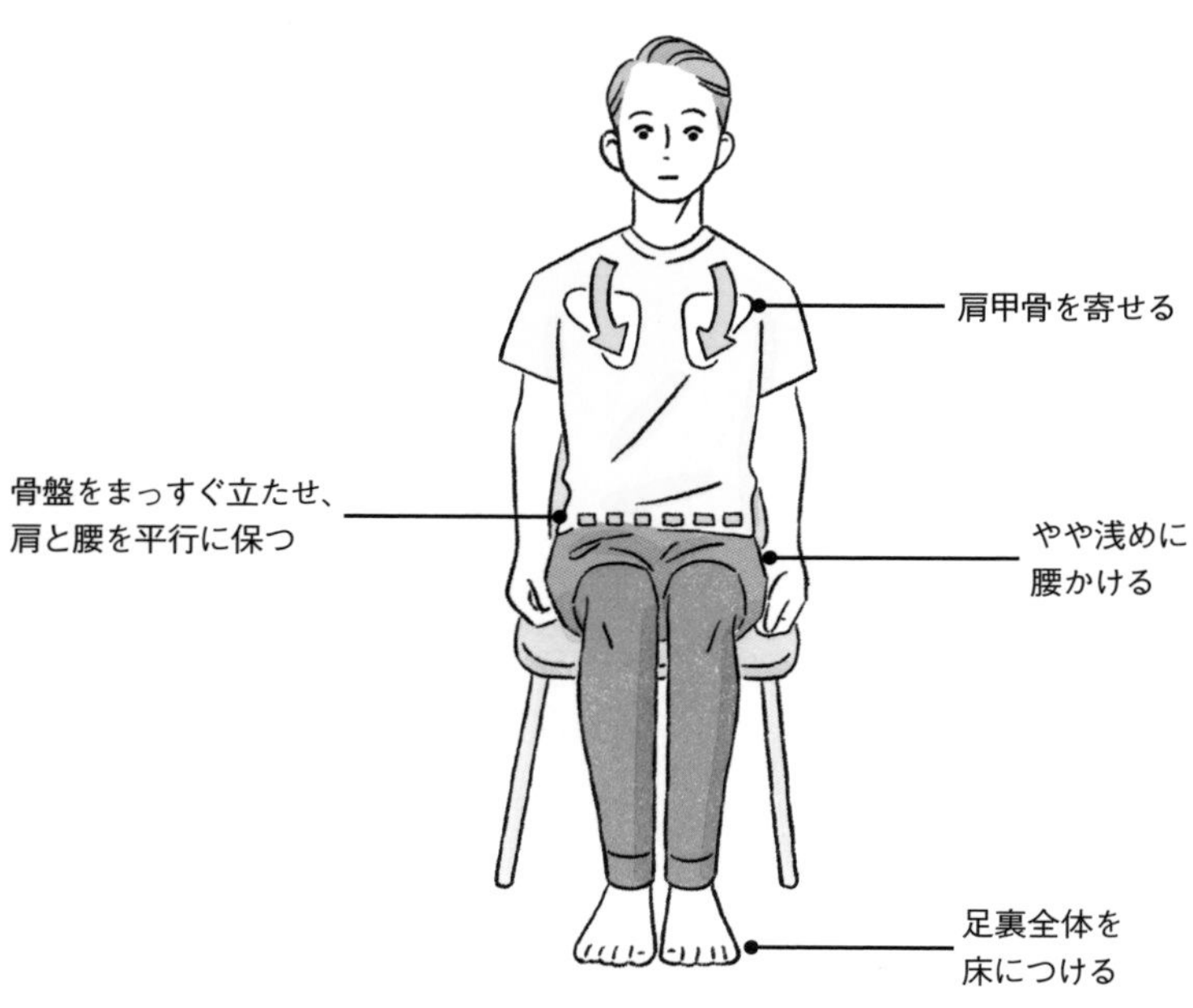


座り方

## 浅めに腰かけ、肩と腰のラインを平行にして足裏全体で接地する

歩き方と同様、座り方にもいくつか押さえておくべきポイントがあります。

まずは、やや浅めに腰かけること。深く座ってしまうと机との距離が遠くなるので、背中が丸まり、肩が前に出てしまいます。その姿勢を長時間続けていたら猫背や巻き肩まっしぐらなので、座るときは浅めに、骨盤をまっすぐ立たせることを意識してください。いい姿勢をキープするのは疲れる気がするかもしれませんが、実際には、正しい姿勢の方が体への負担が少なく、疲労も最小限に抑えられます。

ただし、姿勢をよくしようと思うあまり腰を反らしすぎると、骨盤が前傾して反り腰になってしまいます。姿勢を正すときは、腰を反らすのではなく、肩甲骨を寄せることを意識してください。肩甲骨を寄せると胸椎が本来の位置に戻るうえ、背中の筋肉が強化されて、正しい姿勢を保ちやすくなります。

肩と腰のラインを平行に保つことも大事です。当たり前のように聞こえるかもしれませんが、体がゆがんでいる人ほど、姿勢を崩して斜めに座りたがります。机に肘をつくクセがある人も要注意です。心当たりがある方は、まっすぐ座るよう心掛けましょう。それが難しい場合は、右側に寄りかかった後は反対側にも寄りかかるなど、トータルでバランスを取るようにしてください。

足は、足裏全体を床につけます。かかとを浮かせて座っていると、足の指が上を向く、いわゆる浮き指という状態になってしまい、歩くときに地面からの衝撃をうまく吸収できなくなってしまったり、ふくらはぎの筋肉が必要以上に硬くなってしまうので、できるだけニュートラルにしておくのです。

足を組むことの是非は、難しい問題です。第2章でも述べたように、足を組むことで体がゆがむこともあれば、ゆがみが矯正されることもあるからです。

ですから足を組むのがダメとは申しませんが、片方だけを組み続けるのがよくないことは確かなので、右足を上に組んだら次は左足というように、左右が偏らないよう気をつけてください。

背中を丸めず、
肩甲骨を引き寄せるように
体に荷物を
なるべく寄せて、
体全体を使う

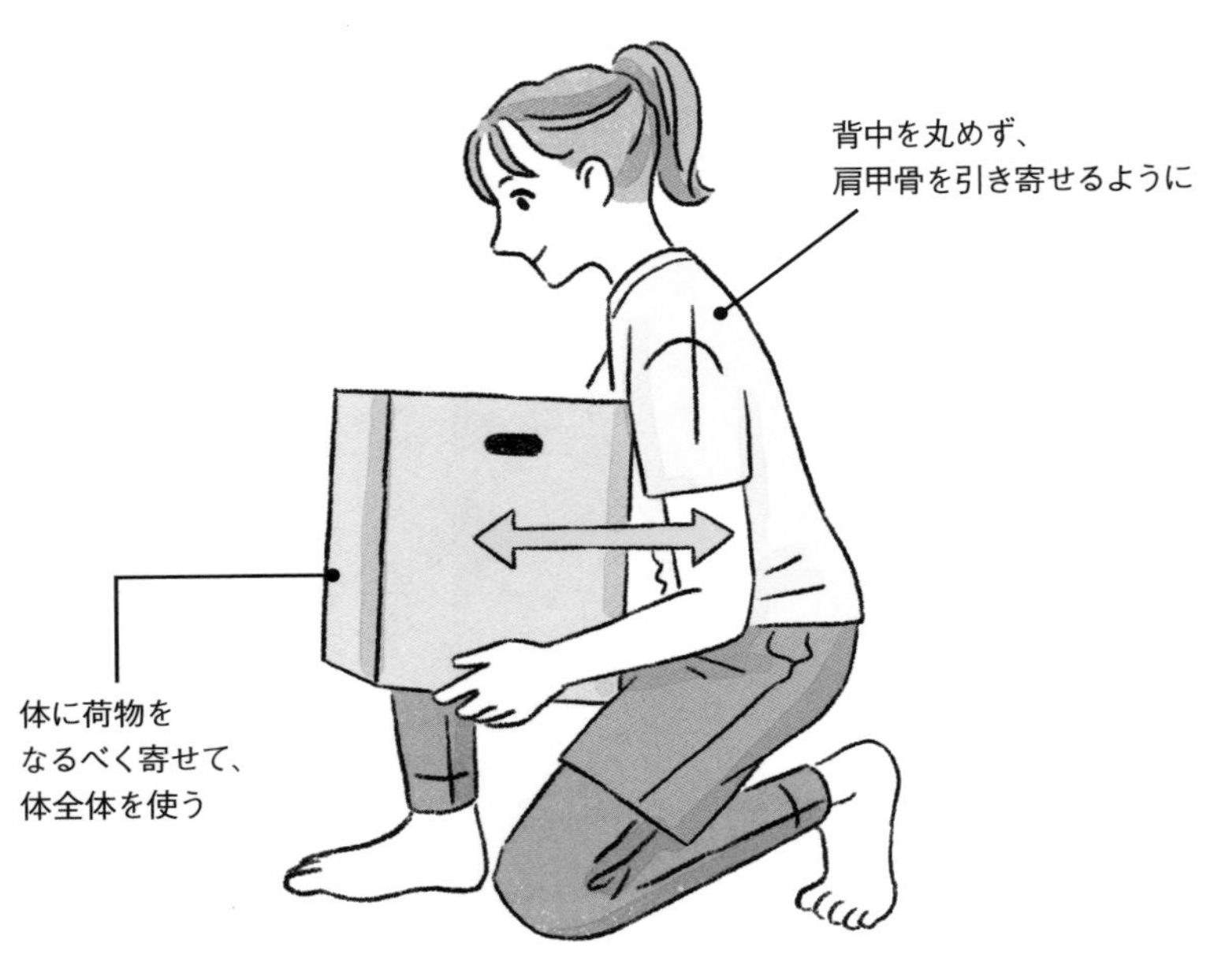

荷物の持ち上げ方

# 体の中心に近づけ、背中を丸めず持ち上げる

荷物を持ち上げるときにもっとも大事なのは、なるべく体の近くで抱えることです。たとえ軽い荷物でも、手を伸ばしてつかんだままヒョイっと持ち上げようとすると、腰に大きな負担がかかります。

てこの原理で言えば、支点・力点・作用点のうち支点と作用点の距離が近い方が、少ない力で重いものを動かすことができます。人間が荷物を持ち上げるときも、荷物（作用点）を手首（支点）に近い位置に寄せた方がラクに持ち上げることができ、腰や肩に負担がかかりません。

また、重たい荷物を持ち上げるときほど、背中を丸めないことが大事になります。背中を丸める動きは、腰椎および骨盤の後傾とセットになっているの

で、その体勢で負荷をかけると一気に腰が痛くなってしまいます。床に置いた荷物を持ち上げるときは、つい背中を丸めてしまいがちですが、肩甲骨に引き寄せるようにして持つことを意識してください。

荷物を持ち上げるときだけではなく、降ろすときも同様です。腕だけ伸ばして荷物を置こうとせず、体に荷物をくっつけ、肩甲骨を寄せたまま、体全体を使って降ろすようにしてください。

重量挙げでも、ケガのほとんどはバーベルを下ろす瞬間に発生します。背中を丸めた状態で重いバーベルを下ろしてしまい、椎間板や腰椎を痛めるのです。

お手本にすべきは引っ越しや配送の業者さんで、どの人も例外なく荷物を体に密着させ、背中を丸めずに上げ下ろしをしていると思います。体が資本の彼らは、負担をかけずに重い荷物を扱う方法を熟知しているのです。

カバンの持ち運び方

## 左右の手をできるだけ持ち替える

あなたはふだんどのようにカバンを持っていますか？　一方の手でばかりカバンを持っていると、だんだんと体のバランスが崩れていき、肩の高さも左右で変わってしまいます。

そうならないために、カバンを持つ手はときどき入れ替えるか、面倒な場合はリュックを使ってください。リュックなら左右均等に負荷がかかるので、ゆがみの予防にぴったりです。

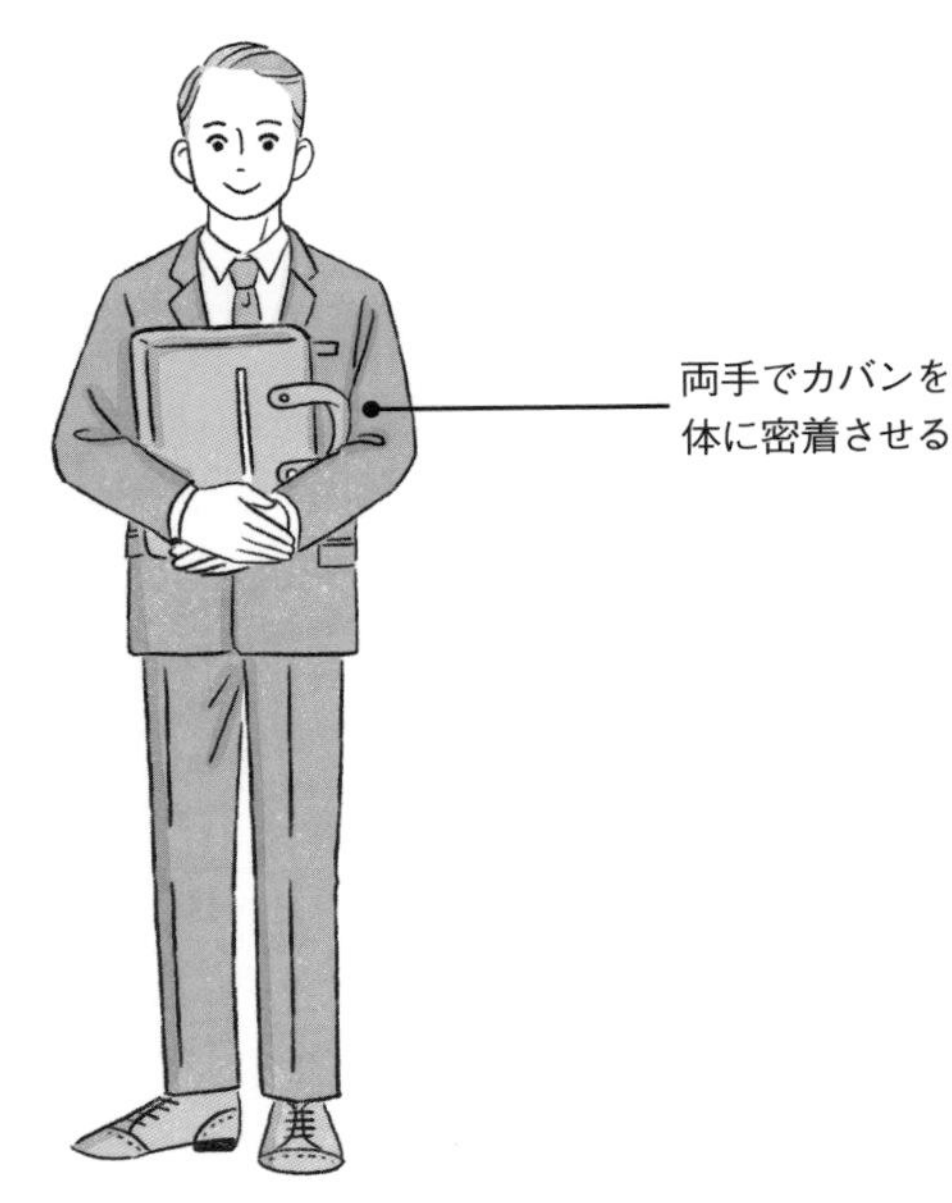


また、カバンが重たいときは腕を伸ばして持つのではなく、体に密着させて持ち運ぶのがいいでしょう。

すでに肩の高さがチグハグになっている人は、肩が下がっている方の手でカバンを持ち、持っている方の肩を引き上げるように意識すると良いでしょう。そうすると前述の片手シュラッグと同じ効果が期待でき、ゆがみがリカバリーできます。

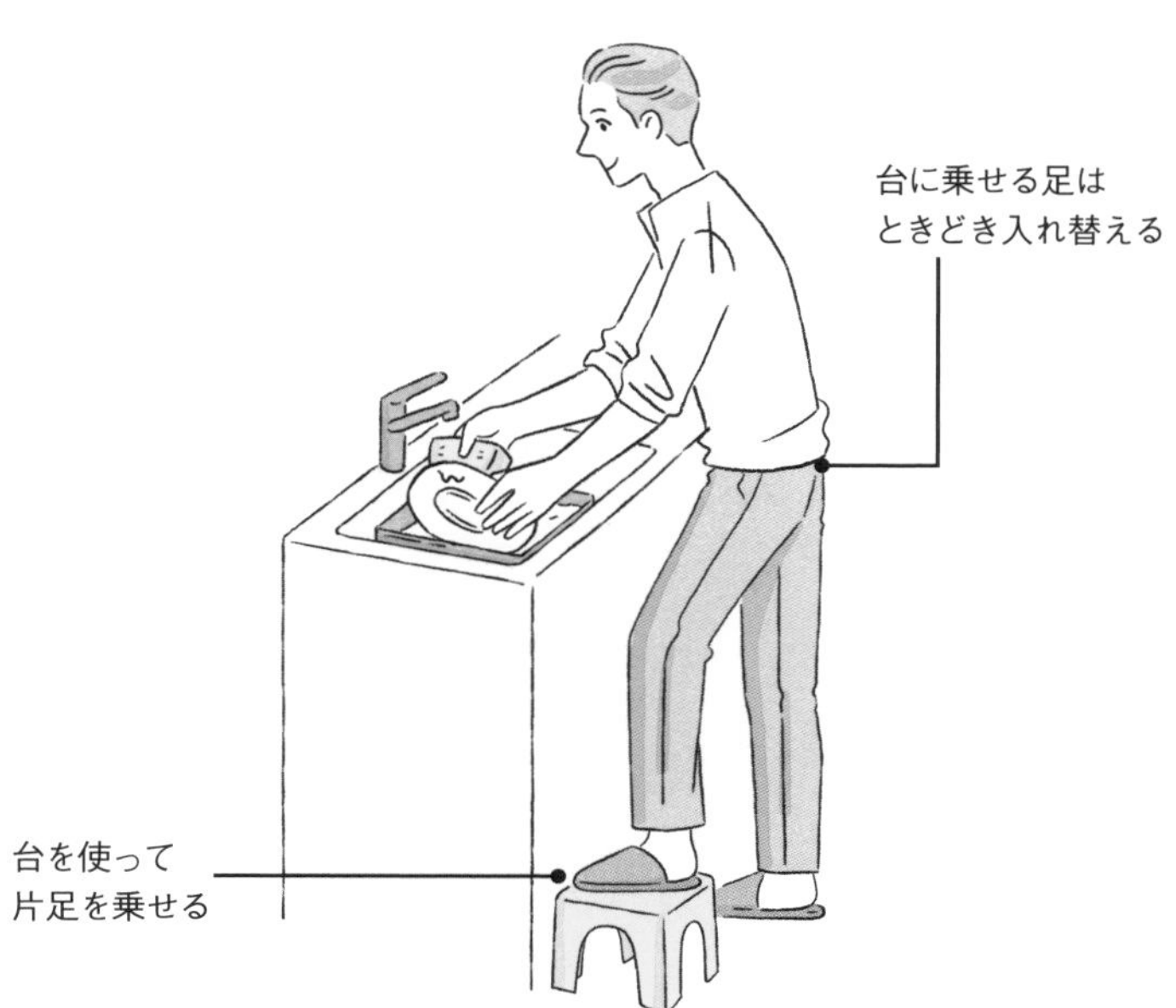


洗い物の仕方

# 片足を台に乗せ、体重移動しながら洗う

ある調査によると、食器洗いにかかる時間は平均約20分。1日2回食器を洗うとすると、毎日40分もの時間を費やすことになります。

この時間、ほとんどの人は直立の姿勢で食器を洗っていると思いますが、両足をそろえて前かがみの姿勢で立つのは足腰への負担が意外に大きく、疲れやすい姿勢と言えます。

食器洗いをするときは、斜め前方に10～20cmほどの台を置き、そこに片足を乗せながら作業してください。風呂場で使う低めの椅子や、幼児用の豆椅子があればそれを使い、ない場合は、丈夫な空き箱などで代用するといいでしょう。

台に足を乗せておくと体重が前後に分散され、しかも前側に支えができるので、両足をそろえたときよりもラクに立つことができます。できれば台に乗せる足は途中で入れ替えつつ、重心もときどき前後に移動しながら作業できればベストです。

手ごろな台がなかったり、スペースの都合で台を置けない場合は、本章の「立ち方」の項で紹介したように、足指に力を入れて立つようにしてください。それだけで足全体の筋肉が使えるようになるので、疲れの軽減につながります。

## 雑巾がけ・窓ふきの仕方

# 背中の筋肉を意識し、内側から外側に向かってかける

パソコンやスマホの操作しかり、料理や洗い物しかり、現代人の日常生活はほとんどが「内向き、内巻き」の動作で、体の前面の筋肉ばかり使う傾向にあります。そうしたアンバランスな体の使い方がゆがみを生み、巻き肩や猫背につながることは、すでに何度か述べてきたとおりです。

そんな中、意識の持ちようひとつで「内向き、内巻き」のアクションを「外向き、外巻き」に変えられるのが雑巾がけや窓ふきです。

雑巾がけや窓ふきをするとき、ほとんどの人は外から内側に、右手で言えば反時計回りに手を動かすと思います。これを逆、つまり内側から外側に、時計回りに動かしてほしいのです。

この動きは背中のトレーニングにもってこいです。肩甲骨の間の菱形筋や、肩甲骨の真後ろについてい

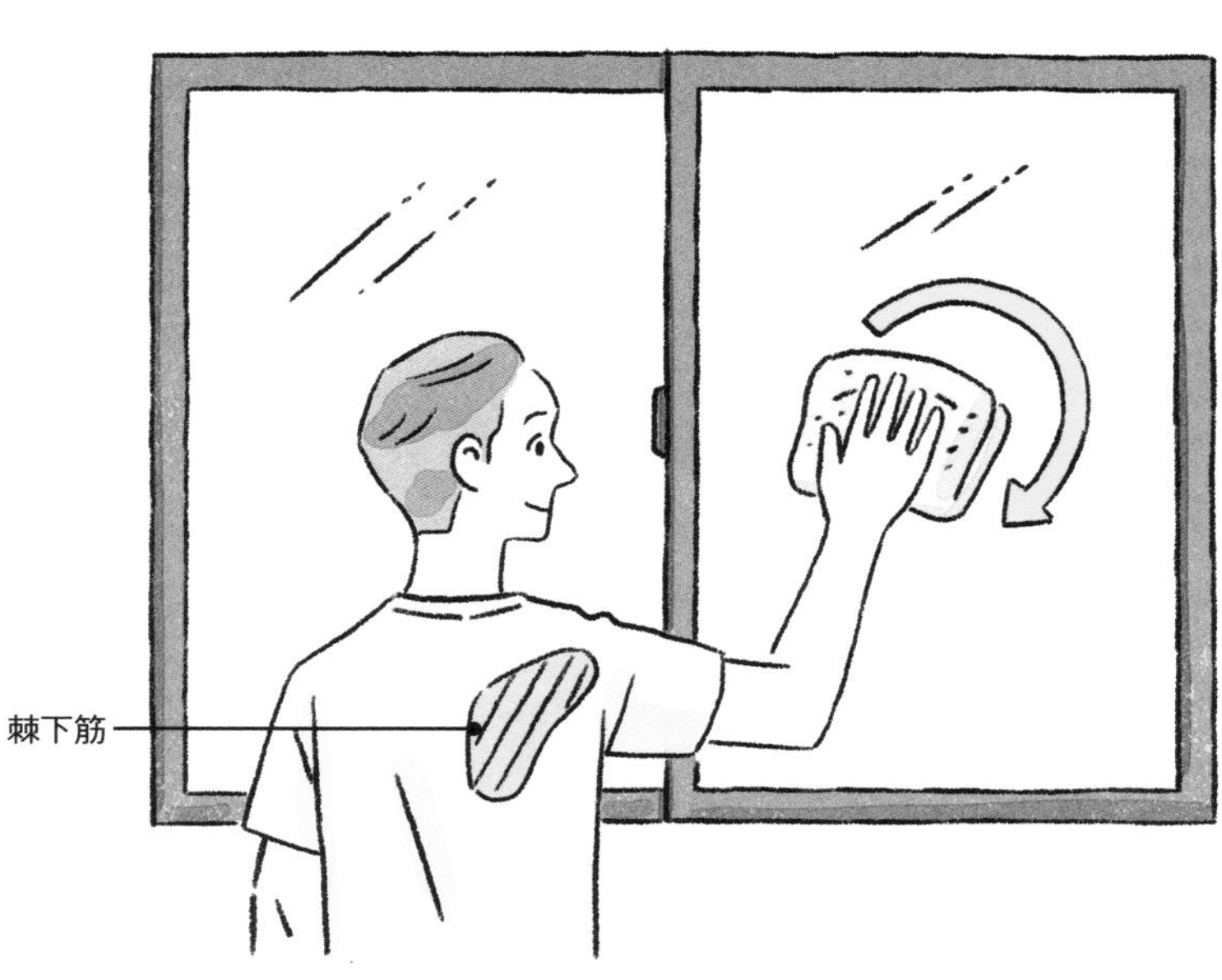


る棘下筋が鍛えられるので、自然と姿勢がよくなり、巻き肩や猫背も解消されていきます。

ですから雑巾を使うときは、手を外に、外にと動かすようにしてください。それだけで掃除とトレーニングが同時にできてしまいます。

## スマホ操作の姿勢
# 下を向きすぎないよう、できるだけ顔の正面で持つ

第2章でも述べたように、前かがみの姿勢でスマホを見ていると首と肩に大きな負担がかかります。日本人のスマホ使用時間は1日平均2～3時間と言われていますが、ライフスタイルによってはもっと長く使う人もいるでしょう。そんな長時間にわたって首・肩を酷使し続けたら、慢性疲労やストレートネックといった現代病に発展するのは必然と

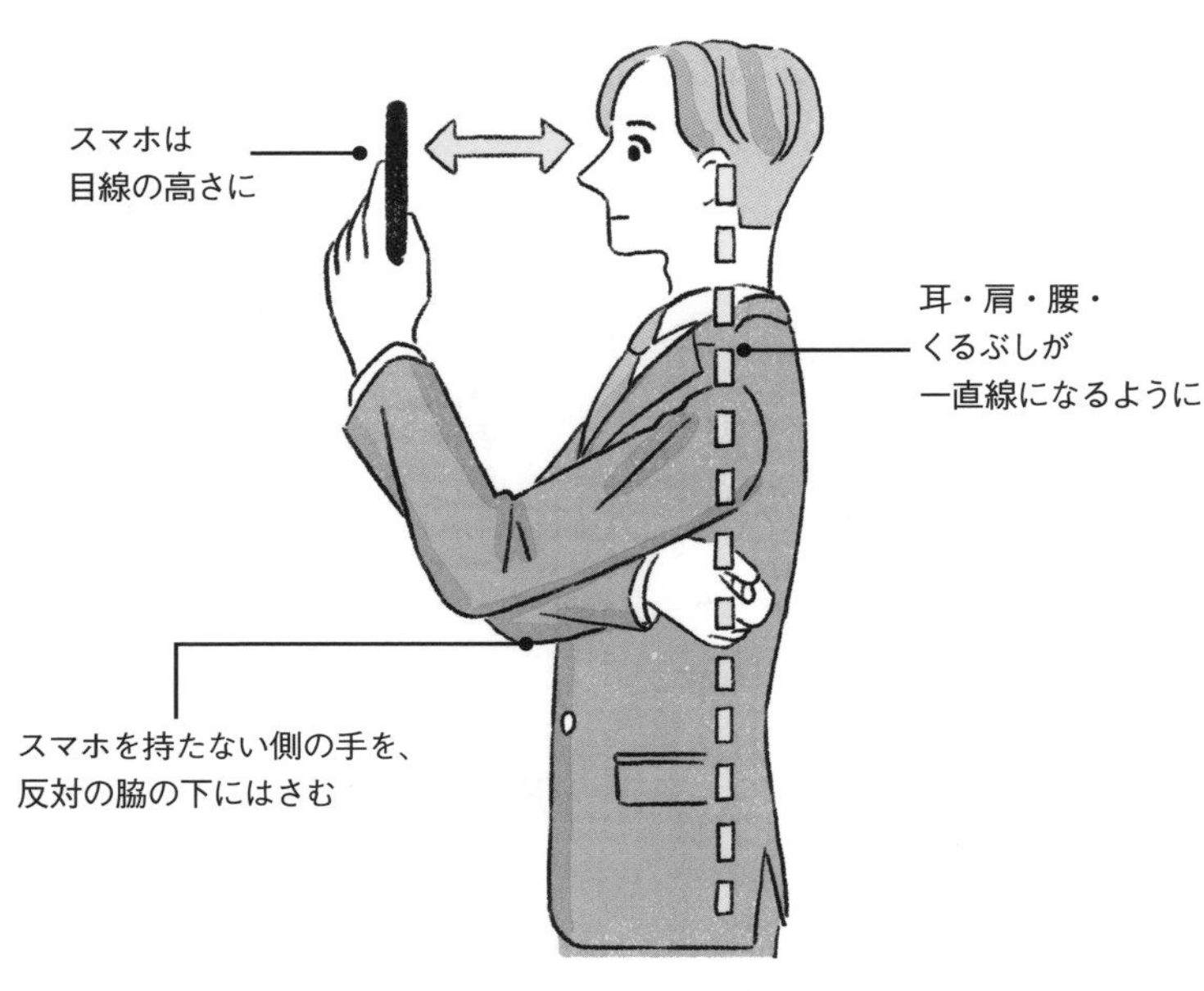


言えます。

しかしそれは逆に考えると、スマホ使用時の姿勢さえ正せば、首・肩への負担を大幅に減らせるということです。毎日2〜3時間のゆがみ習慣をゼロにできるのだから、その効果ははかり知れません。

正しくスマホを持つポイントは、スマホを目線の高さに持ち上げることです。そうすれば首が前方に倒れることがないので、首肩の筋肉にも負担がかかりません。

とはいえ、今まで通りの持ち方で高さだけ上げようとしても、なかなかうまくいかないと思います。意識して高さを保っているうちはいいけれど、スマホに集中しだすと姿勢のことなどすっかり忘れて、いつの間にか前かがみに戻っているでしょう。仮に目線の高さを維持できたとしても、スマホを持つ手が疲れてしまいます。

そこでおススメしたいのが「スマホを持つ手を反対の手で支える」という方法です。

左手でスマホを操作する人なら、顔の正面にスマホ画面が来る高さで持ち、右手を左脇の下にはさんで左手を支えます。これなら自然と高さを維持できるし、手も疲れません。

スマホ操作時に気をつけたいのは、持ち方だけではありません。本章で紹介した「立ち方」や「座り方」を思い出し、そちらも併せて実践するようにしてください。

立ったままスマホを操作するときは、背中を少し肩甲骨に引き寄せた状態で、耳・肩・腰・くるぶしが一直線上になるように立つ。座ってスマホを使うときは、少し浅めに腰かけて、肩と腰のラインが平行になる姿勢でスマホを見るように心掛けましょう。

パソコン操作の姿勢

## 肩甲骨を寄せて作業し、1時間に1回は立ち歩く

スマホと同様、パソコンの操作もまた、現代人の体をゆがませる大きな要因になっています。

特に近年ではオフィスでも家庭でも、デスクトップではなくノートパソコンが主流となったことで、パソコンに起因するゆがみはより深刻化しています。

というのも、デスクトップのディスプレイはスタンドがついているので目に近い高さになりますが、ノート型はそれよりも一段低いため、どうしても目線が下になり、常に首を曲げて肩をすぼめた姿勢で操作することになるからです。

台を使用して
パソコンを目線の
高さにする
椅子が硬い場合は
クッションを使う

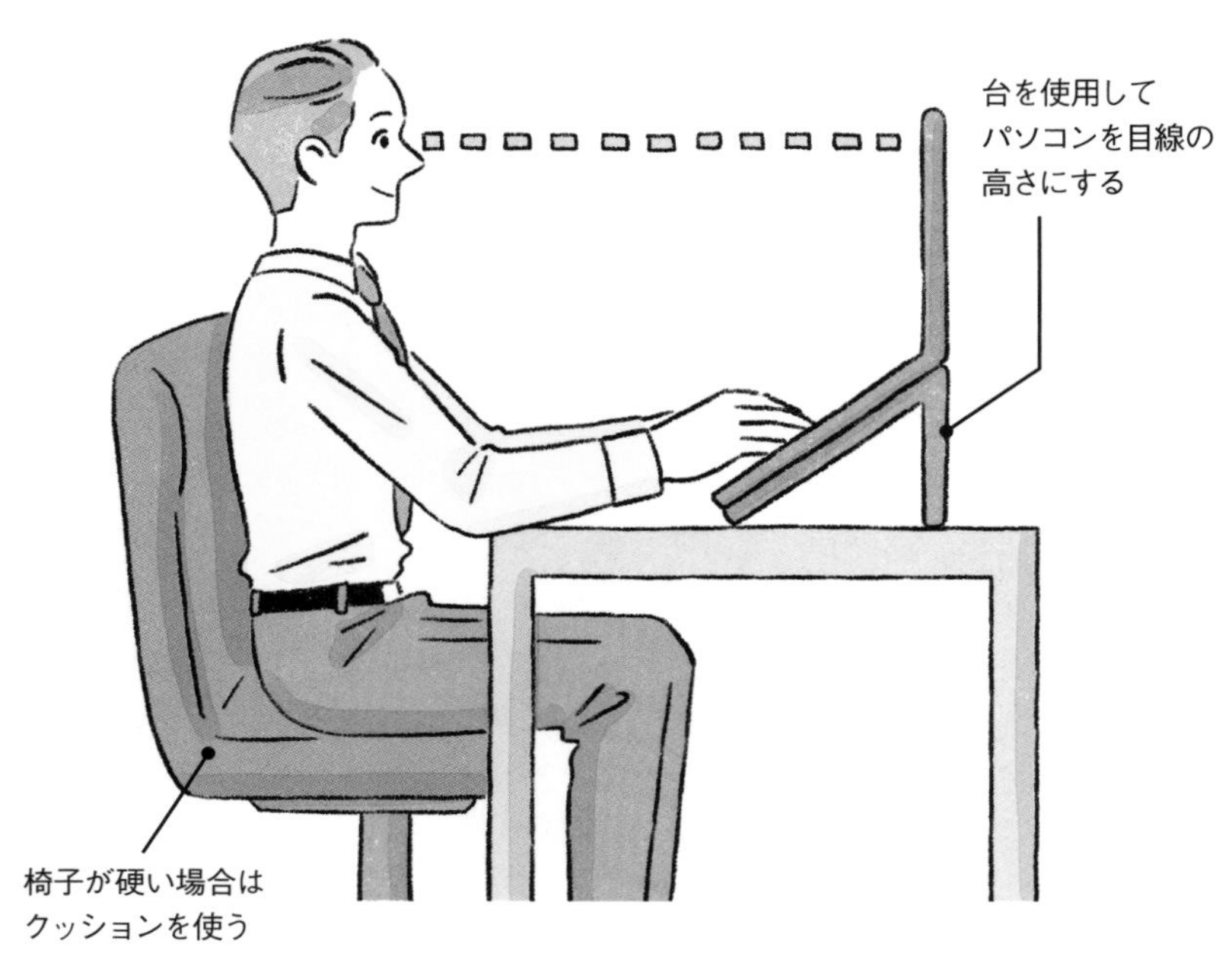

パソコンのディスプレイもスマホと同じように、できるだけ目線の高さに置くことが重要になります。手っ取り早いのは、ノートパソコンの下に何かしらの台を置いてかさ上げすることです。最近では専用のスタンドも多く出回っているので、長時間デスクワークをする方はぜひ活用してください。

このほか椅子を低くするというアプローチもあります。あまりにも低くすると膝と腰の角度が小さくなり、腰に負担がかかってしまうので、足や腰がつらくない程度に調整しましょう。

作業中の姿勢は「座り方」の項で解説したとおりです。肩甲骨を背骨に寄せ、正しい姿勢で作業してください。

ただし、いかに正しい座り方であっても、長時間同じ姿勢で作業を続けていると、だんだんと肩や首の筋肉が緊張してきます。また、座りっぱなしだと血のめぐりが悪くなり、坐骨あたりに血が滞って坐骨神経痛を引き起こす危険もあります。

これを回避するために、1時間に1回は机から離れて立ち歩くようにしてください。時間は1分でも30秒でもかまいません。

オフィス内を少し歩くだけでもいいですが、第4章でご紹介した「コブラ」のエクササイズもおススメです。パソコン作業中は肩甲骨まわりが疲れやすいので、とても気持ちよく感じられると思います。

可能であれば、椅子にもこだわりたいところです。硬い椅子に長時間座っていると、腰部や坐骨神経が圧迫されるうえ、体のゆがみが強調されて悪化することがあるからです。当接骨院の患者さんでも「レストランのおしゃれな木の椅子に座って長時間おしゃべりをしていたら、立ち上がれなくなった」という方がおられました。

オフィスや学校の椅子が硬い場合は、クッションを使うといいでしょう。特にヘルニアなど腰痛持ちの方にとって、硬すぎる椅子は天敵です。ハニカム構造の高反発クッションなど、少し良いものを使うと驚くほどラクになると思います。

寝方

# ラクに寝られる環境を整えて、寝ている間にゆがみを戻す

第2章で述べたように、人は寝ているとき自動的にゆがみを矯正しようとする習性があります。ゆがみがある人が「気持ちがいい」と感じる寝方は、ゆがみを直す寝方である可能性が高いのです。

たとえば右の骨盤が後傾して腰が痛い人は、骨盤を前傾させる姿勢、つまり右足を上にして90度に曲げて横向きに寝るのがラクだと感じます。ですから、寝るときは自分がラクだと思う寝方でかまいません。仰向けでも、横向きでも、うつぶせでも、その寝方を快適に感じるということは、筋肉のバランスを整えてゆがみを直そうとしている可能性が高いからです。

中には自分の直観に自信が持てない方もいるでしょう。その場合は第3章を見ながら自分のゆがみをチェックし、それを修正する姿勢で寝るのが確実です。たとえばチェック法①で足の上げやすさに左右差がある人は、足を上げやすい方（骨盤が後傾している方）を上にして寝るといった具合です。このとき長めの抱き枕に片足だけ乗せると、より快適に寝られます。

とはいえ、起きているときと同様、どんなに正しい寝方でも長時間同じポーズでいると筋肉が凝り固まり、血流やリンパ液の循環も悪くなってしまいます。それを防止するには「寝返り」が必要です。寝返りは無意識的に打つものですが、寝る環境を工夫することで、寝返りを促進することができます。

もっとも重要なのはマットレスの硬さで、柔らかすぎると体が沈みこんで寝返りを打ちにくくなるので、適度な硬さのものを使うようにしてください。ひどい腰痛持ちの人がマットレスを変えたとたんに改善するというのもよくある話です。

適度な寝返りをはさみつつ、正しい寝方をしていると、夜寝るときよりも朝起きたときの方が、はるかに体が軽くなっているはずです。寝る前に何かしらのゆがみリカバリーを行い、1日のゆがみをリセットしてから就寝すれば、より気持ちよく目覚められるでしょう。

マットレスの次に大事なのがマクラ選びです。

世の中には低反発のマクラが多く流通していますが、それだと首の彎曲を支えきれず頸椎が沈みこみ、ストレートネックを誘発してしまうことがあります。私のイチオシは高反発マクラですが、そばがらでもパイプでも、ある程度しっかりしていて、頭は沈みこんでも首は沈ませない程度の硬さがあるものを選べば大丈夫です。

マクラの高さの最適解は、仰向けで寝るか、横向きで寝るかで異なります。仰向けのときは、横から見たときに首の骨がゆるやかなS字カーブを描く高さがベストなので、あまり高すぎない方がいい。一方、横向きで寝るときは、首の骨が頭から背中にかけてまっすぐになる高さが望ましいので、肩幅がある人は、それなりの高さが必要になります。

仰向けのときは低く、横向きでは高く。この相反するニーズに応えるのが、両サイドがやや高くなった形状のマクラです。仰向けのときは中央のくぼんだ部分で寝て、そこからゴロンと横向きに寝返ると、ちょ

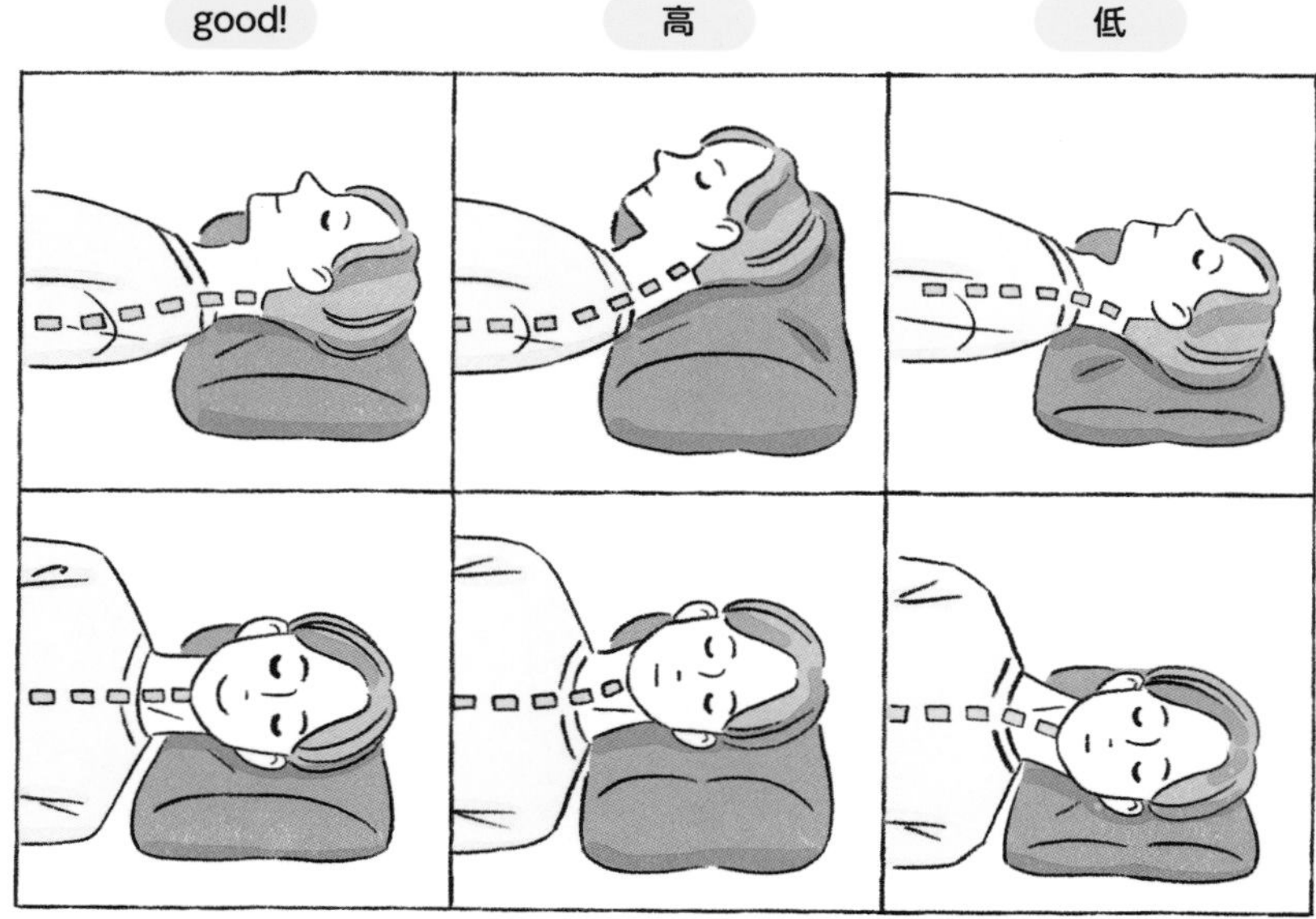


うど高い部分が耳の下に来るようになっています。

自分に合うマクラが見つからないときは、マクラの下に折りたたんだバスタオルを置いて、頭や首に必要な高さを補うといいでしょう。私自身もワールドカップの遠征のために海外のホテルで1か月間過ごすようなときは、バスタオルを使って自分好みのマクラを自作していました。

人は1日の3〜4分の1を寝て過ごすので、睡眠中に体がゆがまないようにする——いや、むしろゆがみを直して健康になる環境をつくることはとても大事です。睡眠の質が改善すれば疲労がスッキリ取れて、心身の状態もめきめきよくなることでしょう。

くつろぎ方

## ラクな姿勢でもＯＫだが、体の向きはときどき変える

だいたいにおいて、リラックスしたいときの姿勢というのは、ゆがみ予防の観点からは望ましくないものばかりです。

たとえば、正座から足を左右どちらかに流した「横座り」は、正座と違って足がしびれないのでラクに感じますが、骨盤も背骨もゆがませる危険な座り方です。正座の状態から両足を外に開いてお尻をぺたんと床につける「女の子座り」も、股関節や骨盤をゆがませます。ソファに深々ともたれかかり、お尻を前に突き出してずり落ちそうな姿勢で座っていると、腰や仙骨が痛くなります。うつぶせで肘を立てながらスマホを見ることも、腰が反るので望ましくありません。

ダメ出しばかりしてしまいましたが、家でのんびりテレビやスマホを見たいときに、椅子に腰かけて正しい姿勢で見るべしと言われても、堅苦しくて気乗りしない人は多いでしょう。実際には、正しい姿勢でいる方が疲れにくくて体もラクなのですが、気分の問題として「ゴロゴロしたい」というのは理解できます。

ですから、先に挙げたような「悪い姿勢」を一概に否定することはいたしません。たまにはゆがみを気にせず、好きな姿勢でダラダラするのもいいでしょう。

ただし、悪い姿勢を長時間続けるのはやめてください。正しい姿勢のときですら、ときどきは体勢を変

えないと筋肉がこってしまうというのに、悪い姿勢を続けていたら体がガタガタになってしまいます。

「横座り」のように左右どちらかに負荷がかかる体勢を取るときは、こまめに左右を入れ替えることで、ゆがみを最小限に抑えられます。左足を上に組んだら、次は右足というように、トータルでバランスを取るようにすれば、体が大きくゆがむことはありません。

言うまでもなく「悪い姿勢」を長時間してしまった後は、エクササイズでゆがみをリカバリーすることも忘れないでください。

# 第6章

# 体のゆがみを解消すれば
# パフォーマンスも
# 確実に上がる

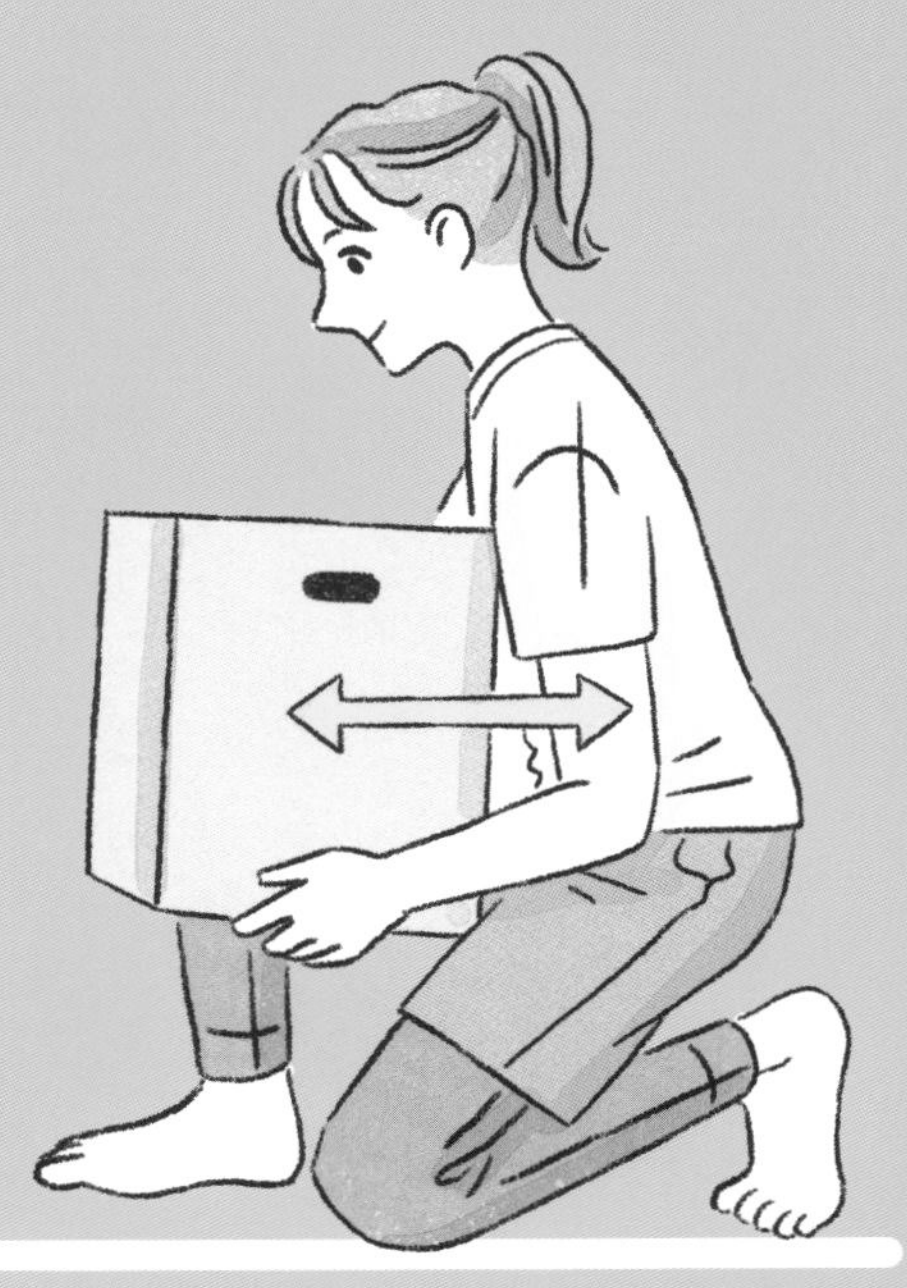

# スポーツの世界では「あと1ミリ」が結果を左右する

2022年のFIFAワールドカップ　カタール大会において、もっとも印象深い試合はどれかと尋ねたら、日本人の多くは、強豪スペインに2－1で逆転勝利を果たした試合を挙げるのではないでしょうか。中でも忘れがたいシーンが、三笘薫選手による決勝ゴールのアシストです。蹴った瞬間ボールがラインにかかっていたかどうか、VAR（ビデオ・アシスタント・レフェリー）判定となった末、ボールの表面わずか1㎜ほどが白線上に残っていたとしてゴールが認定されました。

試合後のインタビューで三笘選手は「ちょっと足が長くて良かった」と冗談めかして話していましたが、あの歴史的な逆転劇はまさに彼の足の長さ、より正確には彼の足の「可動域」の産物といっても過言ではないでしょう。

体の可動域は、筋肉が硬くなって体がゆがむと、てきめんに狭くなります。三笘選手とて、もしも体がゆがんだ状態で試合に出場していたとしたら、あと1㎜足が届かず涙を飲んでいたかもしれません。

体がゆがむと可動域が狭くなるということは、言い換えるなら、ゆがみを取れば可動域が広がるということです。可動域が広がれば、ゆがんでいたときには届かなかったところまで手足を伸ばせるようになります。

可動域の広さは、あらゆるスポーツにおいて重要な意味を持ちます。たとえば水泳選手は、遠くまで手を伸ばして多くの水をかいた方が速く泳げるので、ゆがみを取るだけでタイムが劇的に伸びることがあります。サッカーのゴールキーパーも、数ミリ先まで手が届くかどうかで試合結果が変わってくるし、陸上の幅跳びや三段跳びも、歩幅を大きくできれば確実にタイムがよくなります。

可動域が広い方が好都合なのはスポーツ選手にかぎったことではなく、一般の人でも、可動域が広い方が何かと便利で快適です。反対に、可動域が狭まって思うように手足を動かせなくなると、疲れがたまりやすい上、ケガのリスクも高まってしまいます。

肩や足が上がりにくくなることは加齢のせいだと思われがちですが、実は原因はゆがみにあって、ゆがみを取るだけで本来の可動域を取り戻せる可能性も大いにあるのです。

## 中村俊輔選手は右足でキックの練習をする

アスリートにとって、体のゆがみを取ってベストな状態を維持することは、トレーニングを積んで技術や体力を磨くことと同じくらい重要です。いくら素晴らしい技術を持っていても、思うように体を動かせなければ実力を発揮しきれないからです。

ゆがまない体づくりの基本は、本書でも繰り返し述べてきたように、なるべく体を左右均等に使うことです。

たとえば中村俊輔選手は左足の名手でしたが、練習の最後は必ず右足でボールを蹴ってから終わることをルーティーンにしていました。右キックの技術を培うためではなく、体のゆがみを取ってケガや痛みを予防するためです。彼はほとんどのプレーを左足で行うので、最後に右足でボールを蹴ってバランスを取っていたのです。

ゴルフの片山晋呉選手も、利き手ではない方の手でボールを打つ練習を行うことで有名です。彼は右利きであるにもかかわらず、常に左打ちのクラブを携帯し、左スイングでウォーミングアップを行ってから試合に挑み、ラウンド後も左打ちの素振りをすることで、体のゆがみを整えているそうです。

## 一流選手たちは体のチェックに余念がない

私はJリーグやサッカー日本代表チームのトレーナーとして多くのアスリートの体を触ってきましたが、一流選手の筋肉は総じてクッションのように柔らかいと感じました。それは、彼らが筋肉を柔らかく保つ努力をしているからにほかなりません。

2018年のFIFAワールドカップ　ロシア大会にトレーナーとして帯同したときも、一流の選手ほど時間をかけて体のケアをしていたのが印象に残っています。

たとえばチーム練習が15時からはじまるとしたら、選手はみんな1時間以上前から、黙々と体のチェックやコンディショニングをはじめます。中村俊輔選手や中澤佑二選手のように、特に試合前の手入れを重視するタイプの選手は、さらにその1時間前から個人的にチェック&リカバリーを行っていました。

ここで行われるケアは、本書の第3～4章の内容と基本的な考え方は同じです。体をひねって可動域を確認したり、足を曲げて硬さのバランスを見比べたりして、左右差や前後差があると感じたら、それに対応するエクササイズを行うわけです。

日本代表クラスの選手になると、皆それぞれ自分なりのリカバリーの引き出しを持っているので、「右足が上がらないから、このストレッチをやろう」というように、ゆがみに気づいたらその場でさっと直してしまいます。試合前に全体でやるウォーミングアップのときはもちろん、ベンチや控室でも、時間さえあればこまめに体をチェックして、違和感があれば修正するという行動を、ごく自然に行っているのです。

## FIFAのケガ予防プログラムで、ケガ人が半分に！

体の機能を整えるとケガをしにくくなることは、科学的にも立証されています。

私が横浜F・マリノスに在籍していたとき、FIFA（国際サッカー連盟）が世界各国でケガ予防に関するFIFA11というプログラムの効果検証を行いました。私もその世界規模のプロジェクトに協力し、横浜F・マリノスのサッカースクールに通う小中高校生に対して、体を整えて体の軸をつくる指導を行いました。

彼らは育成世代とはいえ、神奈川県下でトップクラスの実力を誇る選手ですから、練習量は大人顔負けで、ケガ人も少なくありませんでした。ところがFIFAのプログラムを採り入れて3年後には、何もなかった年に比べて、肉離れや関節痛も含めたケガが半減したのです。

当時はFIFAの方針もあって、ゆがみを直すというよりも体の安定性や関節の柔軟性を整えることに重点を置いていたのですが、そのレベルでもケガの予防には十分効果があることがデータで示されたのです。

このとき、ゆがみの矯正に重点を置いたケアを行っていれば、ケガの予防効果はさらに高まっていたことでしょう。アスリートのケガの多くは、可動域が狭まってイメージ通りに体を動かせないことによって発生し、ゆがみを取らないかぎり何度も再発するからです。

事実、ケガ続きで長く戦線を離れていた選手が、ゆがみを取るだけで再発がなくなったというような例は、枚挙にいとまがありません。

## ゆがみ解消で成績が上がるのは、スポーツ選手もビジネスパーソンも同じ

第6章では主にプロのアスリートの事例をご紹介してきました。読者の中には、自分とは関係がない、遠い世界の話と思われた方もいるかもしれませんが、体を使うということに関しては、アスリートも一般人もありません。筋肉の強度や質は違っても、左右不均等に体を使うとゆがみが生じ、適切なケアを行えば改善するという点ではまったく同じです。

違いがあるとすれば、アスリートは常に自分の体に気を配り、ゆがみに気づけばすぐに自分やトレーナーが直します。かたや一般の方は体調管理への関心が低く、自分の体がどういう状態にあるのかご存じない。私は開業以来のべ5万人ほどの患者さんを診てきましたが、体を激しく使うアスリートよりも、一般の方の方がゆがんでいるケースも多々ありました。これは本当にもったいないことだと思います。

「無事これ名馬なり」という格言があります。能力が多少劣っていても、病気やケガがなく活躍し続ける馬こそが名馬である、という意味の言葉です。人間も同じで、能力云々の前に健康でなければ一流になることはできません。それはアスリートだけではなく、すべてのビジネスパーソンに当てはまることです。

確かに、深刻なケガが引退につながるアスリートとは違って、会社員はケガをしてもクビになることはないかもしれません。しかし、疲労や腰痛を抱えながら仕事をするのと、疲れや痛みがない万全な状態で仕事をするのとでは、スピードもクオリティもまったく違ってくるはずです。

精神面でも、体調がイマイチなときは何もする気が起きないけれど、体が元気だと気分も前向きになって、いろいろなことにチャレンジしてみようという気になるでしょう。

おまけに体調がよくなると周囲の見る目も変わります。

上司からすれば、いつも不調を訴えている部下よりは、元気で健康的な部下の方が信頼でき、抜擢しようという気になるはずです。リーダーシップを取るにしても、いつも疲れている顔をしていては「この人についていきたい」と思ってもらうことはできません。

それなのに、自分の体に無頓着なビジネスパーソンの多いこと！

残念なことではありますが、この状況は考えようによってはチャンスとも言えます。

社会人の多くは、忙しさを理由に体のゆがみを放置し、疲れや不眠、肩こり、腰痛といった不調を抱えています。そんな中、日頃から体のゆがみを気にかけ、毎日10秒のエクササイズで健康を保つことができれば、それだけで一歩も二歩も先を行くことができます。もしかしたら、体がゆがんでいないというだけで、全ビジネスパーソンの上位1％に入れるかもしれません。

ですから読者の皆さんもぜひ、本書が教えるゆがみリカバリーを日々実践し、健康で疲れ知らずの体を手に入れてください。

自分の体のどこがゆがみやすいのか。ゆがんだとき、どんなエクササイズをすれば矯正できるのか。その知識と体験を頭の引き出しに入れておけば、一生モノの財産になるはずです。

# あとがき

『疲労がふっ飛ぶ！10秒ゆがみリカバリー』を手に取っていただきありがとうございます。

本書で紹介している独自の「ゆがみ矯正メソッド」は、プロのトレーナーとして活動し、多数のスポーツ選手の体に向き合う中で生まれました。

優れた身体能力を持ち、体に気を使っているアスリートであっても、ケアをしなければ体はあっという間にゆがんでいきます。体にあまり気を使っていなかったり、トレーナーがついていなかったりする一般の方であればなおさらです。

何気なく過ごしている日々の生活でも、体はどうしてもゆがんでいきます。これをこまめにリカバリーし、正常な状態に戻すのがスッキリとした体でいるなによりの秘訣です。今日から10秒だけ、さっとリカバリーをしてぜひ健康な体を手に入れてください。

この本を通じて、腰痛や肩こり・疲労・不眠から解放され、ゆがみのない体とその知識を読者の皆さまの財産にしていただければとても嬉しく思います。

最後になりましたが、この本をつくるにあたって企画をともに練ってくださったネクストサービス株式会社の松尾昭仁様、ライティングに携わってくださったライターの武政由布子様、イラストレーターの徳丸ゆう様、編集の黒沢美月様、そして帯の推薦文を快く引き受けてくれた中村俊輔様に感謝申し上げます。

最後までお読みいただきありがとうございました。

2023年9月　久保田武晴

**STAFF**

| | |
|---|---|
| 装丁・本文デザイン・DTP | 株式会社明昌堂（西巻直美） |
| イラスト | 徳丸ゆう |
| ブックライター | 武政由布子 |
| 企画協力 | 松尾昭仁（ネクストサービス株式会社） |
| 編集 | 黒沢美月 |

**疲労がふっ飛ぶ！10秒ゆがみリカバリー**

2023年9月27日初版第一刷発行

著者　久保田武晴

発行者　石井 悟
発行所　株式会社自由国民社
〒171-0033 東京都豊島区高田3丁目10番11号
電話 03-6233-0781（代表）
https://www.jiyu.co.jp/
印刷所　大日本印刷株式会社
製本所　新風製本株式会社

　ISBN 978-4-426-12919-4